U0294011

河南省高等学校重点科研项目计划支持（项目编号：24A630004）
河南财政金融学院科研启动基金资助（项目编号：2021BS013）
河南财政金融学院学术著作出版基金资助

在线健康社区的知识
抽取与用户行为研究

张艳丽　著

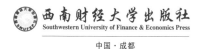

西南财经大学出版社
Southwestern University of Finance & Economics Press

中国·成都

图书在版编目(CIP)数据

在线健康社区的知识抽取与用户行为研究/张艳丽著.—成都:西南财经
大学出版社,2023.10
ISBN 978-7-5504-5917-5

Ⅰ.①在… Ⅱ.①张… Ⅲ.①智能技术—应用—社区卫生服务—研究
Ⅳ.①R197.1-39

中国国家版本馆 CIP 数据核字(2023)第 172571 号

在线健康社区的知识抽取与用户行为研究
ZAIXIAN JIANKANG SHEQU DE ZHISHI CHOUQU YU YONGHU XINGWEI YANJIU
张艳丽　著

策划编辑:王琳
责任编辑:王利
责任校对:植苗
封面设计:张姗姗
责任印制:朱曼丽

出版发行	西南财经大学出版社(四川省成都市光华村街55号)
网　　址	http://cbs.swufe.edu.cn
电子邮件	bookcj@swufe.edu.cn
邮政编码	610074
电　　话	028-87353785
照　　排	四川胜翔数码印务设计有限公司
印　　刷	郫县犀浦印刷厂
成品尺寸	170mm×240mm
印　　张	14.25
字　　数	242 千字
版　　次	2023 年 10 月第 1 版
印　　次	2023 年 10 月第 1 次印刷
书　　号	ISBN 978-7-5504-5917-5
定　　价	88.00 元

1. 版权所有,翻印必究。
2. 如有印刷、装订等差错,可向本社营销部调换。

前言

随着在线健康社区（本书中类似的医患问答网站、健康咨询网站等都属于在线健康社区范畴）的快速发展，越来越多的用户通过在线健康社区（例如 Patientlikeme、Medhelp、有问必答网、寻医问药网、好大夫在线等）向专家或病友进行健康咨询，获得健康方面的帮助，以更好地了解自身的健康状况。在线健康社区累积的海量问答数据（疾病、症状、检查、药物、药物效果等信息），为研究基于海量数据的知识抽取提供了条件，同时也为分析基于生命周期的疾病用药健康管理奠定了基础，而且知识抽取也能更好地为用户行为研究提取相关特征变量奠定基础。在线健康社区对于缓解医疗资源过度紧张以及地区分布不平衡、缓解用户焦虑、提高用户信任度具有重要作用。通常，用户通过在线健康社区提出一个问题后，面临着如何从众多回复中采纳一个自己最满意的回复的问题。同时，如何从海量的问答数据中进行有用信息识别，对于健康社区的知识管理、社区内的知识搜索以及有用信息推荐等都具有重要意义。

本书通过梳理在线健康社区、信息抽取和知识图谱构建、双加工理论和信息采纳、信息有用性方面的文献，总结出了前人研究中存在的不足以及需改进的方面：①以往生物医学领域的关系抽取，例如，化学物质诱致疾病、药物副作用等的研究，都基于电子病历、出院摘要或医学文献摘要，这些语料中的词语和句子相对专业化和标准化，而对于结构性较差的在线健康社区的疾病诊断和疾病用药方面的关系抽取，现有研究却较少或几乎没有，且几乎没有基于深度学习的关系抽取研究。②以往的生命周期健康管理大都基于签约的私人医生，或者基于居民的电子病历。现在在线健康社区的用户越来越多，随着时间的推移，用户留存下来的数据也越来越多。这些对于疾病询问次数较多的用户数据为本书提供了基于在线健康社区分析用户生命周期疾病用药健康管理的可能性。现有医学知识库很少基于在线健康社区构建，而基于关系抽取的结果和疾病百科知识，可以构建一个基于在线健康社区的知识图谱，补充和完善现有医学知识库，同时可以为后面的用户行为研究更好地提取特征变量。③现有用户的知识采纳行为研究大都是研究开放型社区如 Wikipedia、百度知道等的信息采纳，很少有学者研究在线健康社区用户如何采纳一个自己最满意的医生回复。④现有信息有用性研究大多基于直觉发现有用性的特征，很少有人从信息系统理论出发设计特征变量，更没有人提出一套完整的理论框架来解决信息有用性的识别问题。

从海量的在线健康社区文本中进行关系抽取，以及关于用户知识行为方面的研究具有重要意义，目前已成为重要的研究方向。总体来说，本书完成了以下四个方面的工作：

（1）针对海量的医患问答数据，研究在线健康社区中疾病、症状和检查之间的关系抽取问题。通过训练医疗健康领域的词向量，采用 Bi-LSTM+CRF 技术对问答数据进行疾病、症状和检查的实体识别，构建了一个基于字符级和语句级注意力机制的双向门递归神经网络（2ATT-BiGRU）的关系抽取（分类）模型，进行疾病、症状和检查之间的关系抽取。

（2）针对海量的医患问答数据，对疾病、药物和药物效果进行实体识别，在实体识别的基础上，进行疾病、药物和药物效果之间的关系抽取。针对生命周期的疾病用药健康管理对于疾病控制和预防具有重要意义，本书在疾病、药物和药物效果关系抽取的基础上，利用疾病用药的时间序列数据，对问答数据中提问超过 5 次的 1 927 个用户的疾病用药关系抽取结果，按照用户提问的时间序列进行疾病用药演化的研究，该研究结果可以辅助基于生命周期的疾病用药健康管理。

在关系抽取的基础上，本书研究了知识图谱的构建技术，构建了一个基于在线健康社区的知识图谱框架，进行了基于疾病百科的疾病、症状、检查和药物之间的关系抽取，并融合前面抽取的疾病诊断和疾病用药管理的三元组关系，最后构建了一个基于在线健康社区的知识图谱，可以补充和完善现有医学知识库。知识图谱构建可以更好地为后期的用户行为研究提取特征变量奠定基础，使得用户行为研究更加精准和科学。

（3）立足于提高医患问答健康社区用户满意度，增强用户信任，本书研究了在线健康社区的用户采纳一个自己最满意的医生回复的知识行为的影响因素，基于知识采纳行为的双加工理论，开发了一个概念模型，采用文本分析技术，从信息质量和信息源的可信度两个方面提取变量，用实证方法分析了影响用户知识采纳行为的因素，并分析了哪种类型的医生最适合回复用户问题。

（4）在线健康社区虽然有数量庞大的信息，但是用户仍然很难从复杂的海量数据中直接识别出最有用的信息。针对各个在线健康平台都在寻求一种机制以帮助用户尽快找到相关且有用的信息，本书从问答健康社区用户采纳和点赞的知识行为着手，研究在线健康社区中医生回复的有用性，依据设计科学的思维，以知识采纳行为理论（KAM）作为研究的核心理论，从中心路径和外围路径提出元需求，进行元设计，并提出设计假设，采用四种机器学习方法识别在线健康社区中医生回复信息的有用性，并同当前流行的深度学习技术以及前人的经典研究模型进行了对比，证实了本书研究框架具有优势。

与前人的研究相比，本书的创新之处体现在：

（1）综合运用各种方法以及数据分析的新思路。本书综合运用文本分析、深度学习、知识挖掘、知识图谱构建、计量分析等多种研究方法；采用知识采纳行为理论（KAM）、精细加工可能性模型（ELM）、疾病预防保健的健康管理理论以及知识管理的理论等。本书从行为角度来分析在线健康社区的参与主体，并从行为改变和知识获取两个方面来研究在线健康社区用户采纳医生回复意见的决策行为，并基于用户采纳和点赞行为识别医生回复信息的有用性。

（2）现有的与疾病相关的关系抽取大都基于电子病历和生物医学文献摘要，而本书最大的优势是针对在线健康社区的医患问答语料提出了一个结合字符级和语句级注意力机制的双向GRU网络架构（2ATT-BiGRU）来抽取与疾病相关的多种关系；此外，通过大规模数据集来训练相关领域的词向量，以及双向的GRU网络（无须手工设计特征，获取了重要的上下文语法和语义特征）和注意力机制的架构在与疾病相关的关系抽取上超越了现有的经典模型，取得了良好的效果。

在完成对疾病、药物和药物效果的关系抽取后，本书又对在线健康社区用户疾病用药的时间序列数据进行了分析，选取其中提问次数超过5次的心血管疾病用户的时间序列数据，结合用户画像（年龄、性别、疾病特性等），分析用户疾病用药的生命周期健康管理，从分析结果中获得疾病用药、药物效果的进展演化规律。该研究结果可以辅助健康管理师为用户制订个性化健康管理方案。另外，可以将众多的用户用药案例分享给医生，辅助医生诊断，为循证医学提供了支持。此外，本书还拓展了基于生命周期健康管理的数据应用范围。

（3）在在线健康社区用户知识采纳行为的研究中，本书大量使用了当前最流行的医患问答健康社区的大规模新近语料，采用双加工理论将用户的知识行为研究拓展应用到在线健康社区中（前人的研究大都针对开放型社区），并使用文本挖掘技术综合全面地从医患问答数据中抽取了信息质量和信息源可信度方面的变量；同时，本书调查了调节变量用户参与程度对信息质量和信息源可信度的影响因素以及与用户采纳决策行为的关联；基于实证结果，本书提供了大规模数据集，可以更好地理解在线健康社区用户的知识采纳行为，并深入分析了本书的研究结果对在线健康平台、医生和用户的意义。

（4）本书依据设计科学的思维，以知识采纳行为理论作为核心理论，提出了一种识别医生回复信息有用性的研究框架。本书提出从用户采纳和点赞的知识行为着手，基于知识采纳概念模型识别医生回复有用性的设计过程，制定了信息有用性的元需求，构建了基于理论模型的元设计。来自社会科学的核心理论即知识采纳行为理论为本书的设计过程提供了理论支撑，其中关键的一步是把核心理论应用到设计科学上。如何利用概念模型进行元设计是一个巨大的挑战。本书展现了应用知识采纳模型到信息有用性元设计的计算维度特征，它们代表了从知识采纳行为理论出发的信息有用性。最后，本书论证了有用性框架已经超越了前人基于直觉的研究方法。此外，本书对信息系统理论驱动的设计研究进行了拓展。

张艳丽

2023 年 9 月

目录

第一章 绪论

在线健康社区（online health communities，OHCs）作为用户和线下医院之间的调节缓冲器，除了能缓解紧张的医疗资源外，还能调节用户情绪，提供情感和信息支持。在大数据时代，在线健康社区海量的数据为学者们提供了丰富的研究土壤，可以进行信息抽取、知识图谱构建，还可以分析用户行为，以及从海量数据中识别有用信息。

第一节 研究背景

随着网络的快速发展和社会的进步，人们更加注重健康，而传统的医患沟通模式使得稀缺的医疗资源很难发挥最大作用。在线健康社区的出现，能最大限度地整合和利用现有的医疗健康资源，提高了健康服务水平和质量。在线健康社区整合医院、医生、健康咨询、医疗保健等多种服务，实现了线上线下方便地进行信息交换和沟通，并结合线下共同为患者提供健康管理、疾病管理、远程医疗、远程监护、家庭保健、通过传感器进行行为干预、信息发布、健康咨询、健康教育、电子挂号、心理辅导等多种医疗保健服务（吕英杰，2013）。

互联网深入医疗健康领域，给互联网医疗注入了新的活力，患者获得健康信息的渠道也发生了巨大改变。据统计，2019 年，在我国，互联网医疗的用户规模已达到 4.66 亿人，网上预约挂号、在线健康平台使用率最高[①]。统计数据显示，有 63% 的美国网络用户在网上查找医疗健康信息，

[①] 网经社电子商务研究中心. 2019 年度中国互联网医疗市场数据报告 [EB/OL]. https://www.100ec.cn/zt/2019hlwylbg/.

并且有 48% 的互联网用户在去医院就医前，通常会在互联网上查找相关的健康信息（纳尔逊，2005）。在过去十年间，健康 2.0 技术的流行，使得在线健康社区给患者提供了获得诊疗信息、医学知识和情感知识的途径。有调查显示，2012 年有 72% 的美国用户在互联网上寻找相关的健康信息（杨洋，2015）。在线健康社区已经深入到人们的生活中。

国务院在 2015 年发布的第 50 号文件《促进大数据发展行动纲要》中指出，健康大数据的意义在于："未来分析医疗健康大数据，对于改善医疗状况，帮助人们进行疾病管理，获得健康知识，改善健康状况，方便人们交流信息……提高生活质量具有重大意义。"2016 年，国务院发布的第 47 号文件《国务院办公厅关于促进和规范健康医疗大数据应用发展的指导意见》中指出，生命周期健康管理的意义在于："发展智慧健康医疗便民惠民服务。发挥优质医疗资源的引领作用……整合线上线下资源……大力推进互联网健康咨询、网上预约分诊……探索互联网健康医疗服务模式。……推动覆盖全生命周期的预防、治疗、康复和健康管理一体化电子健康服务。"健康大数据的广泛产生场景有：社区居民的健康档案数据、社区居民医疗保险数据、社区健康屋（智能血压仪、血糖仪实验数据）、智能健康家居设备（可穿戴设备）以及运动手环、面部表情识别仪和脑电仪数据、医疗期刊文献数据、社交网站、网络论坛等媒体数据，气象和环境数据、电信联通大数据等[1]。

信息技术的快速发展以及虚拟社区的流行，使得越来越多的用户开始使用在线健康社区寻求情感支持，以及查找健康信息来帮助治疗他们的疾病。针对和自己病情相关的话题，用户可以从其他人的帖子以及临床专家的意见中受益（林天春、徐建生、程海林，2015）。通过人工智能从社交媒体中提取知识的应用最近引起了生物医学和健康信息学界的极大兴趣。公共在线论坛如糖尿病论坛（刘旭、孙敏、李娟，2018）、乳腺癌论坛（张苏、格拉夫、斯科拉，2017）、CSN 网络（邱波，2011）、Facebook 组（班德、希门尼斯—马罗昆、贾达德，2011）等网络健康社区在用户中越来越流行。这些健康社区包含了许多用户产生的数据，其中也包含了用户的重要信息，这些在线健康社区的用户产生的数据正在成为当前研究的肥沃土壤。通过人工智能方法分析这些非结构化数据，从中提取医疗健康方面知

---

[1] 中共中央 国务院印发《"健康中国 2030"规划纲要》[EB/OL]. https://www.gov.cn/zhengce/2016-10/25/content_5124174.htm.

识，正在成为一个热点研究领域。作为一种在线社交平台，对于当前医患问答社区的研究有以下现实和理论背景：

（1）在线健康社区关于疾病诊断的知识抽取研究。从在线健康社区海量的数据中抽取医患问答中与疾病相关的症状、检查之间的关系，能够增加健康知识的获取途径，获取这些知识能够帮助用户在就诊前知道更多的相关医学信息，同时能够提高医疗就诊的效率，补充和完善现有的疾病、症状和检查的知识库，对于辅助医生进行诊断和制定诊疗决策也具有重要意义。

（2）关于疾病用药健康管理的知识抽取研究。从医患问答健康社区中抽取疾病、药物和药物效果方面的知识，并基于这些知识对用户提问的时间序列数据进行疾病用药健康管理研究。其中，生命周期的健康管理正在成为一个越来越热门的学术领域。随着人们生活水平的提高，不同疾病、不同年龄阶段、不同的严重程度、不同类别（用药、运动、饮食、环境）的健康管理，引起了人们的高度重视。本书进行疾病用药的生命周期健康管理研究，分析多用户疾病用药不同周期的健康管理，获得不同人群的用药效果，其结果对于其他具有类似病情的用户具有重要的参考价值，同时其分析结果可以辅助医生诊断，其中获得的多范围多病历数据具有重要的应用价值。

（3）基于在线健康社区的知识抽取和知识图谱构建正在成为健康知识领域的一个重要组成部分。医患问答健康社区中留下的海量问答数据，数据规模过于庞大，引起了信息泛滥，于是人们在知识抽取的基础上，基于语义网络进行智能语义分析。知识图谱技术的出现就是专门解决这一问题的。在线健康社区中存在疾病百科数据，包含疾病的症状、适合做的检查、常用的药物等，通过对这些半结构化的信息进行处理，可以构建一个结构化的知识图谱原型。对于医患问答健康社区中的问答数据，进行疾病诊断和疾病用药管理的知识抽取，获得疾病、症状、检查、药物和药物效果之间的关系，在将知识抽取的结果与疾病百科数据融合后，可以构建一个基于在线健康社区的知识图谱，进一步发现疾病、症状和检查之间的关系，或者疾病、药物和药物效果之间的关系，进而基于用户提问的时间序列数据进行疾病进展演化的相关研究。从在线健康社区中抽取与疾病相关的多种关系，作为知识图谱构建的一种来源渠道，对于线下医疗知识的补充，具有非常现实的指导意义，可以使其他具有类似病情的患者从中获取更多医学知识，对于其去医院就医前缓解紧张情绪和信息不对称的压力具有重要作用。同时，医疗健康领域知识图谱正在成为一个越来越热门的研究问题，构建一个基于在线健康社区数据的知识图谱，不断补充、完善和更新现有医学知识库，系统化地组织和管理医学知识，对于帮助病人进行健康管理，提供健康管理方面的借鉴等具有重要的应用价值。

（4）医患问答健康社区中的用户对健康信息的评估以及对健康知识的采纳情况得到了广泛关注。在线健康社区作为医疗健康大数据的重要组成部分，是一种有效的知识共享和交换平台，正逐渐成为患者和医生之间知识和信息传递、活跃医患关系和拓展医患沟通渠道、提升医疗服务质量和管理效率的重要工具（奥马尔、纳兹里、阿布，2009）。医患问答健康社区中存在海量的用户提问和相关回复，哪些因素影响了用户的知识采纳行为，以及哪些意见最适合用户成为学者们关注的问题。对于开放型社区如百度问答上影响用户采纳行为的因素已有学者进行实证分析（金家华、闫相斌、李明，2016）。深入分析在线健康社区用户对健康信息采纳的影响因素，深入挖掘用户的知识采纳行为对于个人和组织来说都具有重要影响，对于在线健康社区的发展具有指导意义，同时也对在线健康社区如何更好地服务用户提出了挑战，从而要求在线健康社区采取策略提升医生的活跃程度、服务能力等。

（5）在线健康社区的信息有用性研究。医患问答健康社区有数量庞大的问答信息，通常在一个用户提出问题后，有多个医生进行回复，其中有的医生回复被采纳，有的医生回复被点赞，回复被采纳和点赞代表了一定程度的信息有用性。但是没有被采纳和点赞的医生回复也不代表就一定没用。因此，识别医患问答健康社区中医生回复的有用性以及最好的回复成为摆在研究者面前的问题。这个问题的解决，可以使得在线健康平台重新考虑其知识管理策略，从而更好地满足用户需求。同时，对于在线健康平台内的信息检索和知识推荐，除了可以考虑相关的信息外，还应该考虑更有用的信息。此外，对在线健康社区的信息有用性研究结果还可以被应用到其他领域，对于未来的知识工程，例如从候选答案中选择最好的答案，以及自动问答聊天机器人的研究等都具有借鉴意义。

本书的研究中提到了用户知识行为，是因为在线健康社区是一个医生进行知识共享的平台，用户提出一个问题，多个医生会对用户的问题进行回复，用户采纳医生回复的行为是一种用户知识采纳行为；社区中还有用户点赞医生回复的行为，也是用户的知识行为。用户对医生回复进行采纳或点赞，是用户行为改变和知识获取的过程，因此我们称其为用户知识行为。

在线健康社区形式多种多样，但参与的人群主要有患者、患者家属、医生以及相关医护人员，参与的形式主要有医患论坛、与医疗健康相关的微博、病友论坛等。医患论坛主要是患者及其家属向医生提问，医生进行相关诊疗解答。健康博客主要是博主（病人、家属或者相关医护人员）发表的关于治疗经历或相关文章以及其他评论等。病友论坛是患者或家属进行疾病交流、发挥情感支持功能的一个平台。本书的研究基于医患问答在线健康社区的数据，进行疾病诊断、疾病用药管理的知识抽取，以及融合疾病百科数据构建一个基于在线健康社区的知识图谱原型，可以补充和完善现有知识库；还研究了用户采纳一个自己最满意的医生回复的知识采纳行为；最后研究了基于用户的采纳和点赞的知识行为，以识别在线健康社区中医生回复的有用性。

第二节　研究内容

在线健康社区中产生了大量的用户数据，使得对于与疾病、症状和检查相关的健康信息的抽取，疾病、用药和药物效果的关系抽取，以及用户知识行为的研究分析，成为重要的研究方向，具有重要的实践意义。本书研究的主要内容包含四个方面，如图 1.1 所示。

（1）针对海量的医患问答数据，研究在线健康社区中疾病、症状和检查之间的关系抽取问题。本书通过训练医疗健康领域的词向量，采用 Bi-LSTM+CRF 技术对医患问答数据进行疾病、症状和检查的实体识别，构建了一个基于字符级和语句级注意力机制的双向门递归神经网络模型（2ATT-BiGRU）关系抽取（分类）模型，进行疾病、症状和检查之间的关系抽取。

（2）针对海量的医患问答数据，对疾病、药物和药物效果进行实体识别，在实体识别的基础上，通过关系抽取模型进行疾病、药物和药物效果之间的关系抽取。针对生命周期的疾病用药健康管理对于疾病控制和预防具有重要意义，本书在疾病、药物和药物效果关系抽取的基础上，利用用户提问中疾病用药的时间序列数据，对医患问答健康社区上提问次数超过 5 次的 1 927 个用户问答数据进行关系抽取，按照时间序列进行疾病用药生命周期的进展演化分析，其结果可以辅助基于疾病用药的生命周期健康管理。

在关系抽取的基础上，本书研究知识图谱的构建技术，构建了一个基于在线健康社区的知识图谱框架，进行疾病百科的疾病、症状、检查和药物之间的关系抽取，并融合前面抽取的疾病诊断和疾病用药管理的三元组关系，最后构建了一个基于在线健康社区的知识图谱，可以补充和完善现有医学知识库。知识图谱构建为后期的用户知识行为研究提取特征变量奠定了更好的基础，使得用户知识行为研究更加精准和科学。

（3）立足于提高医患问答健康社区用户满意度，增强用户信任，本书研究了在线健康社区的用户采纳一个自己最满意的医生回复知识行为的影响因素。本书基于知识采纳行为的双加工理论，开发了一个概念模型，基于文本分析技术，从信息质量和信息源可信度两个方面提取变量，用实证方法分析哪些因素影响了用户的知识采纳行为，并分析了哪种类型的医生最适合回复用户问题。

（4）虽然在线健康社区有数量庞大的信息，但是用户仍然很难从复杂海量的数据中直接识别出最有用的信息（奥马尔 等，2009）。针对各个在线健康平台都在寻求一种机制以帮助用户尽快找到相关且有用的信息，本书从医患问答健康社区用户采纳和点赞的知识行为着手，研究在线健康社区中医生回复的有用性，依据设计科学的思维，以知识采纳行为理论作为研究的核心理论，从中心路径和外围路径提出元需求，进行元设计，并提出设计假设，采用四种机器学习方法识别在线健康社区中医生回复的信息有用性，同当前流行的深度学习技术以及前人的经典研究模型进行对比，证实了本书研究框架具有优势。

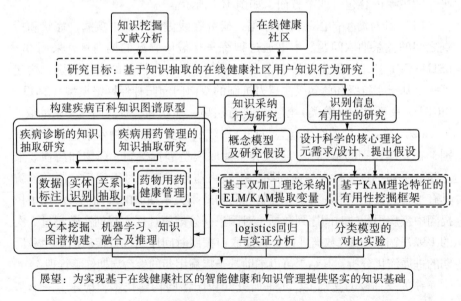

图1.1　基于在线健康社区的研究内容框架

第三节 研究意义

一、理论意义

本书基于医患问答在线健康社区，研究了疾病诊断和疾病用药健康管理的知识抽取和知识图谱构建，并在知识图谱构建的基础上，更准确地提取特征变量，研究医患问答健康社区用户的知识采纳行为，以及如何识别问题回复有用性。其理论意义在于：

（1）本书拓展了在线健康社区关于疾病诊断的知识挖掘研究，具有重要的学术意义。以前的与疾病诊断相关的关系抽取研究大都集中在电子病历、出院摘要、生物医学文献摘要等语料上。本书将疾病诊断的关系抽取拓展到在线健康社区，研究与疾病和症状对应的检查信息，关系抽取的结果可以辅助医生诊断决策，帮助用户进行健康管理。后续还可以根据疾病诊断关系抽取结果，研究随着时间的推移，不同地区疾病对应检查的演化情况，可以进一步研究不同地区信息知识传播的快慢程度，医疗投入的程度，城乡之间的分布变化，以及医生聚集地方的疾病、症状对应的检查发生的变化，以及医疗改革背景下不同地区的疾病、症状对应的检查变化情况，具有重要的学术价值和现实意义，同时拓展了疾病诊断研究的数据来源，丰富和补充了现有的医学知识体系。

（2）本书丰富了疾病用药管理的知识来源，拓展了从在线健康社区进行知识抽取的研究方向。本书针对在线健康社区的中文大样本医患问答数据，进行疾病用药效果的关系抽取研究，研究在线健康社区中疾病用药的健康管理，丰富了疾病用药管理的知识来源；同时，疾病用药以及药物效果关系抽取的结果对于辅助医生诊断，帮助用户进行就医前自诊，辅助用户进行疾病用药管理等都有借鉴意义，补充和完善了现有的医学知识体系，对于从大样本数据中获取具有个体异质性人群的疾病用药效果，具有重要的实践意义。本书通过进行在线健康社区的疾病诊断和疾病用药健康管理的知识抽取，拓展了知识抽取在知识图谱构建上的研究方向。

目前各行各业都在建立自己的知识图谱，基于在线健康社区的知识抽取构建知识图谱，补充和完善了现有的医学知识体系，对于医学信息检索、疾病诊断和治疗、信息管理等具有重要的行业应用价值，同时拓展和丰富了现有的知识图谱研究和应用领域，从而成为健康知识领域体系的重要部分。

（3）本书拓展了在用户采纳行为影响因素方面的研究。当前对医患问答健康社区用户采纳行为的研究主要集中在开放型社区，如维基百科（沈晓玲、张程明、李明凯，2013）、百度问答（金家华 等，2016）等，学者们关注了医生回复的哪些信息影响了用户最后的采纳结果。本书首次将对用户采纳行为的研究拓展到医患问答在线健康社区，分析了哪些因素（医生的个人信息以及回复的信息质量等以及用户信息等因素）影响了用户采纳一个自己最满意的医生回复，并对结果进行分析，指出了研究的理论和实践意义，拓展了在用户知识采纳行为上的研究方向，为后续的用户行为研究提供了借鉴。

（4）本书在健康领域的文本特征提取方法为相关领域的文本分析工作提供了借鉴。对医患问答健康社区的文本进行分析时，本书借鉴英文的特征提取和文本处理方法，综合全面地从多个维度的特征词、主客观情感、文本语义特征等方面提取特征变量，同时，从知识采纳行为理论的中心路径和外围路径提取变量，根据在线健康社区的互动特点，在中心路径信息质量的元设计上加入结构性特征，反映了回复先后顺序对信息有用性的影响。综合全面的特征提取使得语义关系分析的结果更加准确，同时为中文相关领域的特征提取及文本处理方法提供了借鉴。

（5）本书依据设计科学的思维，以知识采纳行为理论为核心理论，提出了一种识别医生回复信息有用性的研究框架。本书提出了基于知识采纳模型理论的设计过程，制定了信息有用性元需求，构建了元设计。本书核心理论即知识采纳行为理论来自社会科学的研究，为设计过程提供了理论支撑，其中，如何把核心理论应用到设计科学上还需要进一步探索，如何利用概念模型进行元设计又是一个巨大的挑战。本书展现了应用知识采纳模型到信息有用性元设计的计算维度测量，它们代表了从知识采纳行为理论出发的信息有用性，最后证明了本书提出的有用性框架已经超越了前人基于直觉的研究方法。本书也对信息系统理论驱动的设计研究进行了拓展。

二、实践价值

本书基于医患问答在线健康社区，研究了疾病诊断、疾病用药健康管理的知识抽取和知识图谱构建，以及知识采纳和识别信息有用性的用户知识行为。其实践价值在于：

（1）本书拓展了在线健康社区关于疾病诊断的关系挖掘研究，具有重要的学术和现实意义。本书对疾病和症状对应的检查信息进行知识抽取的结果，可以辅助医生诊断决策，帮助病人在就医前更好地了解自身疾病情况，更好地配合医生就诊治疗以及后期疾病的预防、管理以及预后工作。此外，疾病诊断方面知识抽取的结果可以补充和完善现有医学知识体系，同时可以在后续研究中分析不同经济发展程度地区的疾病随着时间进展对应检查的演变情况。

（2）本书关于疾病生命周期健康管理和疾病用药的知识抽取研究具有重要的现实意义。针对疾病生命周期的健康管理正在成为一个越来越热门的学术领域。本书基于用户提问的时间序列数据进行疾病用药管理的知识抽取，并研究用户时间序列上疾病用药的进展演化，对于不同疾病、不同年龄阶段、不同疾病严重程度、不同类别（用药、运动、饮食、环境）的人群健康管理，对于提高人们的生活质量和健康水平，具有重要的现实意义。医患问答健康社区疾病用药管理的知识抽取结果，可以帮助人们主动及时地发现疾病的进展变化，辅助医生进行诊断以及帮助用户进行相应的疾病管理和预防，还可以为循证医学提供案例支持。

（3）本书将不同来源的数据通过知识抽取进行整合，构建了一个基于在线健康社区的知识图谱，对于知识管理、临床决策和疾病管理具有重要的现实意义。本书将基于疾病百科数据构建的知识图谱原型与在线健康社区疾病诊断和疾病健康管理知识抽取获取的三元组知识结合起来，进行实体对齐，进而融合构建一个基于在线健康社区的知识图谱。这不仅是对现有医疗健康知识体系的重要补充，而且可以进行疾病诊断和疾病用药管理的信息查询和搜索，帮助病人进行健康管理，提供健康方面的借鉴以及可视化分析展示和知识推理，具有医疗健康行业应用价值，而且构建知识图谱正在成为完善医疗健康领域知识体系的重要发展方向，对于碎片化知识的结构化和系统化具有重要的现实意义。

（4）本书对用户的知识采纳行为进行研究，对于用户、医生和健康平台均具有重要的实践指导价值。本书对用户知识采纳行为的研究采用实证研究方法，分析用户采纳医生回复行为的影响因素，并对影响因素及其背后的深层原因进行剖析，对健康平台、医生和用户均具有重要的指导价值，同时，对于健康平台医生提高服务水平和改变服务态度将会产生积极影响。通过进一步发挥医生的线上价值，可以实现对线下医疗资源地区分布不平衡的调节，对于以多种方式建立医患沟通渠道具有重要意义。

（5）本书关于医生回复信息有用性的研究结果，使得在线健康平台可以重新考虑其知识管理策略，从而更好地满足用户的需求。本书关于信息有用性识别的研究可以改变在线健康社区内的知识搜索和知识推荐。健康社区内的搜索引擎目前只考虑相关的信息，而相关的信息不一定有用。因此，应该在相关信息的基础上，根据信息有用性进行排序，将多个级别的有用性合并在一起，将网络中最有用的帖子推荐给用户，改善用户的搜索体验，提高搜索效率，节省屏幕停留时间。有用性信息识别研究的结果可以被用于研制自动问答的聊天机器人，还可以用于从候选答案中选择最正确的答案。

第四节　创新点

本书的创新之处有：

（1）综合运用各种方法以及数据分析的新思路。本书综合运用文本分析、深度学习、知识挖掘、知识图谱构建、计量分析等多种研究方法；采用知识采纳行为理论（KAM）、精细加工可能性模型（ELM）、疾病预防保健的健康管理理论以及知识管理的理论等；从行为角度来分析健康社区的参与主体，并从行为改变和知识获取两个方面来研究在线健康社区用户采纳医生回复意见的决策行为影响因素，以及基于用户采纳和点赞行为识别医生回复信息的有用性。

（2）现有与疾病相关的关系抽取大都基于电子病历和生物医学文献摘要。而本书最大的优势是针对在线健康社区的医患问答语料提出了一个结合字符级和语句级注意力机制的双向 GRU 网络架构（2ATT-BiGRU）来抽取与疾病相关的多种关系；此外，通过大规模数据集来训练相关领域的词向量，以及双向的 GRU 网络（无须手工设计特征，获取了重要的上下文语法和语义特征）、注意力机制的架构在与疾病相关的关系抽取上超越了现有的经典模型，取得了良好的效果。

在疾病、药物和药物效果的关系抽取基础上，本书对在线健康社区用户疾病用药的时间序列数据进行分析，选取其中提问次数超过 5 次的心血管疾病用户的时间序列数据，结合用户画像（年龄、性别、疾病特性等），分析用户疾病用药的生命周期健康管理，从分析结果中获取到了疾病用药、药物效果的进展演化情况。该研究可以辅助健康管理师为用户制订个性化健康管理方案，另外，可以将众多的用户用药案例分享给医生，辅助医生诊断，为循证医学提供了支持。此外，本书还拓展了基于生命周期健康管理的数据应用范围。

（3）本书在在线健康社区用户知识采纳行为的研究中，大量使用了当前最流行的医患问答健康社区的大规模新近语料，采用双加工理论将用户的知识行为研究拓展应用到在线健康社区中（前人的研究大都针对开放型社区）；并使用文本挖掘技术综合全面地从医患问答数据中抽取了信息质量和信息源可信度方面的变量；同时本书调查了调节变量用户参与程度在信息质量和信息源可信度方面的影响因素以及与用户采纳决策的关联；基于实证结果，本书提供了使用大规模数据集以更好地理解在线健康社区用户的知识采纳行为的思路，并深入分析了本书的研究对健康平台、医生和用户的意义。

（4）本书依据设计科学的思维，以知识采纳行为理论作为核心理论，提出了一种识别医生回复信息有用性的研究框架。本书提出从用户采纳和点赞的知识行为着手，基于知识采纳概念模型识别医生回复有用性的设计过程，制定了信息有用性的元需求，构建了基于理论模型的元设计。来自社会科学的核心理论即知识采纳行为理论为设计过程提供了理论支撑，其中，关键的一步是把核心理论应用到设计科学中，如何利用概念模型进行元设计又是一个巨大的挑战。本书展现了应用知识采纳模型到信息有用性元设计的计算维度特征，它们代表了从知识采纳行为理论出发的信息有用性。最后本书证明了所提出的有用性框架已经超越了前人基于直觉的研究方法。此外，本书对信息系统理论驱动的设计研究进行了拓展。

第五节　本书组织结构

本书组织结构如下：第二章总结回顾了相关文献。第三章研究了在线健康社区中疾病、症状和检查的关系抽取。第四章研究了在线健康社区中疾病、药物和药物效果的关系抽取，并进一步应用关系抽取的结果进行用户疾病用药的生命周期健康管理；在关系抽取的基础上，融合疾病百科数据，构建了一个基于在线健康社区的知识图谱；本书知识抽取的结果可以更好地为后面两章用户知识行为的研究提取特征变量做好铺垫。第五章研究了医患问答在线健康社区用户采纳一个自己最满意的医生回复的知识行为。第六章研究了医患问答在线健康社区中如何识别医生回复信息的有用性。第七章进行全书总结和研究展望，总结了本书的研究内容、研究的创新点与不足和以后研究的方向。

第二章　文献回顾

　　通过人工智能从在线健康社交媒体中进行知识抽取是大数据技术和人工智能的发展趋势。从在线健康社区中抽取疾病诊断和疾病用药管理的健康知识，对于完善和补充医疗健康知识库、疾病管理与预防及保健都具有重要的现实意义。用户通过使用在线健康社区寻求信息支持来帮助管理自己的病情，搜索和自己类似病情的相关问答，可以从其他人的询问和专家意见中受益；同时，用户提问后有可能会采纳某些医生的回复，获取更多有益的健康信息。在线健康社区用户采纳某个自己最满意的医生回复的知识行为背后的因素和原因值得关注。此外，不同在线健康社区的用户行为都受到了研究者的关注，用户的点赞和采纳代表了信息的有用性，但是没有点赞和采纳的回复也不一定就代表无用。因此，对在线健康社区中医生回复的有用性进行识别，对于知识管理和在线健康社区内的信息检索具有重要的借鉴意义。针对不同类型的在线健康社区、不同的知识抽取和知识图谱构建、不同的信息采纳行为、信息有用性识别等，学界进行了一系列研究。

第一节　在线健康社区研究

　　在线健康社区的发展已有十多年，通过在线健康社区进行健康咨询、讨论和交流健康管理信息已成为许多人的日常习惯。国外主流的医疗健康社区有：开放型社区 Wikipedia 和 Yahoo Answers 的健康版块（裴宝杰、易杨杰，2017），以及 Medhelp、Patientlikeme、Daily Strength 和 MedLinePlus（史俊、杜伟、徐伟，2018），以及专门提供医患问答的信息平台如 eHealth forum、MDJunction 和 wellSphere 等，另外还有专注于某一种疾病的论坛或网站，如与糖尿病（tudiabetes）、乳腺癌（breastcancer）相关的论坛或网站（cancer－forums.net，cancerforums.net）（陈林、贝尔德、斯特劳布，2019）等。

Medhelp 提供了个人健康信息管理记录库，能对近 2 000 种疾病进行健康记录，使病人能更好地对自身疾病进行了解，以及跟进自己的健康管理状况。社区成员之间可以进行健康咨询、疾病交流和经验分享，以及提供情感支持，网站也有医疗专家提供专业问答（史俊 等，2018）。Patientlikeme 的主要特色是对健康信息的可视化跟踪。患者将自己在疾病治疗过程中的详细信息包括病史、疾病症状、检查、治疗、疾病进展、用药、停药的原因等进行详细罗列并随时更新，进行疾病进展的可视化展示，形成趋势图，供其他具有类似病情的患者参考。Daily Strength 的平台定位不是成员的日常健康管理，而是病友交流、情感支持，具有类似病情的患者加入同一个组，讨论疾病治疗过程中的问题以及心理疏导和情绪排遣、相互支持等。MedLinePlus 主要关注疾病、诊断以及用药分析，还有患者相关的治疗情况及药物信息、副作用等（吕英杰，2013）。

国内主流的健康社区有以下几个：开放型社区如百度知道、新浪、天涯论坛等都有健康版块。专业的在线健康社区有：有问必答网（120ask.com）、寻医问药网（xywy.com）、好大夫在线（haodf.com）、三九健康网（39.net）、丁香园（dxy.cn）、飞华健康网（fh21.com.cn）、甜蜜家园等。除了丁香园和甜蜜家园是专业的病友论坛外，其他健康社区都提供医患在线问答（张艳丽、李欣苗、樊卫国，2020）。国内外主要的健康社区见表 2.1。

表 2.1　国内外主要的健康社区

网站名称	健康社区类型		
	专家问答	健康博客	病友论坛
Patientlikeme			√
Medhelp	√		
Daily Strengh			√
有问必答网			
寻医问药网	√		

网站名称	健康社区类型		
	专家问答	健康博客	病友论坛
丁香园		√	√
三九健康网	√	√	√
好大夫在线	√		
春雨医生	√		
甜蜜家园			√

　　在线健康社区为患者或者家属开拓了新的就医空间，发展和维持了新的就医渠道和环境。在线健康社区存在海量的关于各种问题的问答，包括症状、疾病、用药、检查、药物治疗和非药物治疗等的问答。在线健康社区的主要功能是信息搜索和社会支持（南比桑，2011；张艳丽 等，2020）。早期关于在线健康社区的研究多是关于用户如何获取健康信息和社会支持方面的内容（亚当斯，2010；陈林 等，2019），不同疾病社区针对疾病特征的主题识别分析和情感分析是各种研究的关键内容。不同疾病版块有不同的主题分布和关注热点，用户的行为特征也不同。肺癌、乳腺癌（张苏，2017）、糖尿病（刘旭 等，2018）等社区是常见的利用主题分析研究的疾病类型。在线健康社区主题分析的早期研究大多采用聚类分析技术，其中，吕英杰（2013）采用聚类分析技术研究了 Medhelp 社区肺癌、乳腺癌、糖尿病的主题分布。后来，潜在的 Dirichlet 分配（LDA）技术越来越多地被应用到主题分析上，刘旭等（2018）按性别分类，分析了糖尿病社区的 6 个主题分布，并进行了可视化和描述性分析。

　　与传统的医患沟通相比，依赖社交媒体获取医疗健康信息（帕克，2014）和情感支持（米切尔，2011）已成为患者获得就医服务的重要渠道。情感支持是在线健康社区除疾病交流外的一个重大功能（罗德里格斯、多阿斯，2016）。不同疾病类型的患者通过在线健康社区讨论疾病进展时的情感特征、情感强度及情感差异分析等，这是在线健康社区研究的一项重要内容。目前有各种各样的在线健康交流形式，包括医患问答、病友交流论坛、微博健康公众号、专家论坛、私人医生等交流形式（南比桑，2011）。用户通过在线健康社区获取健康信息的主要目的在于：获取医疗知识和经验、学习医疗技能、借鉴其他患者的医疗方案（意见）、获取情感上的支持、改善就医服务体验、降低医疗服务中的信息不对称性等（吴华、鲁宁，2018）。在某种程度上可以说，通过网络平台获取医疗信息，对传统医疗服务来说既有替代作用，也有补充作用（曼昌达、帕卡德、帕特比希拉玛雅，2015）。

此外，在线健康社区也为医生提供了除线下医院以外的另一种服务渠道和帮助（郭佳、沃尔斯，2017；吴华、鲁宁，2018），在线健康社区对于缓解医疗资源紧张具有重要意义（高嘉、高停、阿加瓦尔，2016）。具有相似病情的患者可以通过特定的疾病社区寻求诊疗帮助以及获得情感支持。阿卡伊、德拉戈米尔和埃兰德松（2015）重点关注美国四大肺癌论坛的帖子中积极的和消极的情绪以及治疗的副作用，并确定用户群体（模块）和有影响力的用户，以确定用户对癌症的治疗意见等。张军（2017）比较了美国和中国两个最受欢迎的在线医生评价网站的妇产科（OBGYN）医生的在线评论，分别是 RateMDs.com 和 Haodf.com，采用潜在的 Dirichlet 分配（LDA）技术建模，以确定这两个国家正面和负面评论的主要主题，然后比较它们的相同点和不同点。张苏（2017）使用卷积神经网络对在线乳腺癌社区讨论主题进行纵向分析，显示会员参与期间的主题分布和主题动态。他发现，尽管成员主要讨论与疾病有关的话题，但他们的兴趣可能随着时间的推移而变化，并随疾病的严重程度而变化。随着越来越多的健康方面消费者词汇的出现，挖掘消费者健康词汇以扩充现有词典，保持词典的新颖性的要求尤为迫切。何琳（2017）采用一种相似方法来扩展消费者健康词汇，并在 diabetes 和 cancer 上实验。为了发现与治疗相关的帖子，有研究者将健康社区的帖子分为治疗性的和非治疗性的，方便管理员或版主进行健康信息的推送（范达姆、坎塔瓦拉、普拉特，2017）。

目前关于在线健康社区的社会价值和经济价值的研究越来越多（高嘉等，2016；曼昌达 等，2015），并研究医生的社会回报和经济回报（郭佳，2017），也有研究健康社区用户参与行为和动机的（班萨尔、扎赫迪、葛芬，2010；吴华、鲁宁，2016；萧妮、沙曼、饶华荣，2014）。

综上所述，尽管存在各种各样的针对在线健康社区的研究，但是对于如何基于在线健康社区的非结构文本进行疾病诊断和疾病用药相关的知识抽取；在线健康社区的哪些因素影响了用户采纳一个最令自己满意的医生回复，以及哪种类型的医生回复最令用户满意；在线健康社区存在很多冗余过时的信息，如何基于用户采纳和点赞行为，识别医生回复的有用性等这些问题，却很少有学者或者没有学者进行研究。本书将致力于深入探索研究并解决在线健康社区的知识抽取和用户采纳的知识行为以及基于用户采纳和点赞的知识行为识别信息有用性的问题。

第二节　信息抽取和知识图谱构建

一、信息抽取

对于信息抽取已有很长的研究历史（刘俪婷、师文轩、程书芝，2017）。1987—1997 年，美国国防研究局资助举办了七届信息理解测评会议，该会议主旨是对信息抽取进行测评。会议积累了几何级数量的在线与离线文本，并推动了信息抽取研究的发展。

1999—2008 年，美国标准技术研究所举办的自动内容抽取会议，也是一个测评会议，对普通文本、语音转换的文本、光学识别得到的文本进行自动信息抽取。该测评提升了跨场景跨系统跨文档的信息处理能力，把信息处理技术提升到一个崭新的高度。

2009 年至今，国际文本分析测评会议 TACKBP（text analysis conference knowledge base population track）一直在推动信息抽取研究的发展。

信息抽取就是从冗余、繁杂、有噪音的非结构化数据中提取出真实有效的信息（皮斯科斯基、雅各布，2013）。信息抽取包括命名实体识别、关系抽取、事件抽取。上面的命名实体识别属于信息抽取的第一步。关系抽取是抽取实体—属性和实体—实体之间的关系。事件抽取是指抽取事件的参与人、事件主题、时间、地点等信息。事件抽取不是本书研究的重点，因此不予详细陈述。信息抽取的主要方法有：基于词典的方法、基于规则的方法、基于统计学习的方法。

（一）命名实体识别

命名实体识别（named entity recognition，NER）的任务是识别文本中特定类别特定位置的具有特定意义的实体，是信息抽取的一部分（蔡思、董桑、胡辉，2019；刘旭、张松、魏峰，2011；李丽双、何红磊、刘珊珊等，2016）。传统命名实体识别主要识别人名、机构名、地名、时间、日期、货币和百分比等实体。命名实体识别也称为对词汇和短语的挖掘。目前存在很多研究领域的命名实体识别。如本书研究中的在线健康社区的命名实体识别。目前存在各种 NER 方法：①有监督的序列标注模型，如隐藏的马尔科夫模型（hidden markov models，HMM）、条件随机场（conditional random fields，CRF）、最大熵马尔科夫模型（maximum entropy markov models，MEMM）等；②半监督的序列标注模型，只提供很少的标注数据，比如用拔靴法（bootstrapping）给定一些种子用于开始的学习；③无监督的序列标注模型，其典型做法是通过聚类，将相似的上下文实体聚到一起；④其他基于外部资源（wordNet）或词典的序列标注模型。目前常用的有基于词典与规则的方法、基于统计的方法、深度学习的方法以及混合的方法等（蔡思 等，2019；刘旭 等，2011；冯蕴天、张宏军、郝文宁 等，2016）。

随着网络资源数据的指数级增长，数据冗余、无价值信息泛滥，如何从中识别出有价值的数据变得尤为重要。莱塞和哈肯伯格（2005）针对生命科学中的 NER 问题，讨论了前人已经设计并实现的若干系统和算法，并描述了 NER 研究中的问题和资源，概述了大多数系统的主要算法以及现场调查的最新技术。朱国进和沈盼宇（2017）针对网络文本资源进行文本分析，并基于深度学习算法进行实体识别和知识发现，通过语料库训练词向量、建立算法模型，实现了较高的准确率。徐元子等（2016）针对新闻事件和对应的评论，基于条件随机场（CRF）识别新闻事件和评论中的实体匹配方法，使用 semi-Markov CRFs 识别评论中的实体，结合文本特征，采用 linear-chain CRFs 和其他匹配方法计算时间中的实体和评论中实体的相似度，解决了利用命名实体匹配事件和评论之间匹配的问题。

人们采用不同的命名实体识别（NER）方法从生物医学文献中提取有用信息。例如提取电子病历中医学实体（阿尔吉、萨夫达里、雷扎伊扎德，2019；蔡思 等，2019）、基因、蛋白质、基因和蛋白质之间的关系（克莱顿、毕莎罗、邱彬，2017）、化学概念和药物与疾病之间的关系等。

识别电子病历中的医学实体对于构建医学知识库以及后期临床医生决策起着支撑诊断性的关键作用（蔡思 等，2019）。郁小玲等（2017）采用 CRF 以及基于疾病标准 ICD10 建立疾病词典，识别电子病历中的症状和疾病。张祥伟和李智（2017）基于 CRF 提出了一种融合多特征的电子病历实体识别方法，通过添加词性、关键词、语言符号、词聚类、词典等特征，逐步验证效果，并找到了一组针对电子病历的最优实体识别条件组合，实际效果良好，有一定的应用价值。

文本挖掘已成为生物医学研究的重要工具。最基本的文本挖掘任务是识别生物医学命名实体（NER），例如基因、化学品和疾病。生物医学命名实体识别（BNER）是生物医学领域信息提取的关键初始步骤和前提。该任务通常被建模为序列标记问题。各种机器学习算法，例如条件随机场（CRF），已被成功应用于完成此类任务。当前的 NER 方法依赖于预定义的特征，这些特征试图捕获实体类型的特定表面属性、典型的本地上下文的属性、背景知识和语言信息。最先进的工具是特定于实体的，因为字典和经验上最优的特征集在实体类型之间是不同的，这使得它们的开发成本很高。此外，特征通常针对特定的标准语料库进行优化，这使得人们难以推断测量的质量。李丽双和郭元凯（2018）用卷积神经网络 CNN 训练形态特征词向量，并结合从大量背景语料中训练语义特征词向量，输入深度神经网络 LSTM-CRF 模型去识别生物医学实体，取得了良好的识别效果。杨娅等（2016）利用 CRF、SVM 等方法建立了一个生物医学识别系统，从生物医学领域资源 UMLS、PubMed 等中识别生物命名实体如基因（蛋白质）、药物、疾病等实体，取得了较好的识别效果。王鹏远和姬东鸿（2017）针对医疗文本中疾病名称复合、难以抽取的问题，提出了一种多标签 CRF 算法，用于解决复合疾病名称识别难的问题，识别效果较好。苏娅等（2017）分别采用 CRF 模型和深度学习模型在医疗文本数据上识别疾病、症状、药品、治疗方法和检查等实体，实现了对医疗文本的较好识别。哈比、韦伯和内维斯（2017）用一种基于深度学习和统计词嵌入［长短期记忆网络条件随机场（LSTM-CRF）］方法在 33 个数据集上识别五种不同的实体类别如基因、化学和疾病等，结果表现良好，召回率急剧上升。多甘、李曼和卢梓（2014）通过 793 篇 PubMed 摘要在提及和概念层面的完全注释对生物医学文献进行疾病名称识别，发现 NCBI 疾病语料库的公开发布包含 6 892 种疾病，其被映射到 790 种独特的疾病概念上。其在文中比较了三种不同的基于知识的疾病标准化方法，结果表明，通过提供高质量的识别标准，NCBI 疾病语料库有可能显著提高疾病名称识别和标准化研究的最新技术水平，从而能够开发基于机器学习的识别方法。

这些最先进的 BNER 系统在很大程度上依赖于手工添加的特征。吕超、陈波和任勇（2017）用词嵌入和字符表示的递归神经网络（RNN）框架，在神经网络架构之上，使用 CRF 来共同解码整个句子的标签。来自两个方向的上下文信息和序列中的长程依赖性（对于该任务有用）可以分别通过双向变化和长短期记忆（LSTM）单元很好地建模。虽然该模型使用单词嵌入和字符嵌入作为唯一的特征，但双向 LSTM-RNN（BLSTM-RNN）模型在 BioCreative II 基因提及（GM）语料库中实现了最先进的性能。该神经网络架构可以被成功地应用于 BNER 而无须任何手工添加特征，对特定领域的预训练词嵌入和字符级表示可以提高 LSTM-RNN 模型的性能。在 GM 语料库中，与使用复杂手工添加特征的其他系统相比，该模型获得了相当好的性能。在 JNLPBA 语料库中，该模型获得了最佳结果，优于之前表现最佳的系统。李丽双等（2016）在未标注的大数据上用词向量、布朗聚类和基于词向量的聚类三种表示词的方法检查语义信息对实体识别的影响效果，将这三类表示方法输入 CRF 和 SVM 的特征标识，进行训练，结果显著提高了学习性能，语义获取能力得到提高。

命名实体识别（NER）是生物医学文本挖掘中的关键任务。准确的 NER 系统需要特定于任务的手动注释数据集，这些数据集开发成本高，因此应用有限。由于此类数据集包含相关但不同的信息，因此一个有趣的问题是，是否可以将它们一起应用于提高 NER 性能。为了研究这一点，克莱顿等（2017）开发了有监督的多任务的卷积神经网络模型，并将它们应用于大量不同的现有生物医学命名实体数据集。此外，他们还调查了数据集大小对单任务和多任务设置性能的影响。他们提出了 NER 的单任务模型、多输出多任务模型和从属多任务模型，将这三个模型应用于 15 个包含多个命名实体的生物医学数据集，包括解剖学、化学、疾病、基因（蛋白质）和物种。每个数据集代表一个任务，然后他们比较单任务模型和多任务模型的结果，以获得多任务学习带来的好处。他们使用多输出多任务模型，观察到与单任务模型相比，整个数据集的性能显著提高了，多任务模型比在单个 NER 数据集上训练的单任务模型产生了更好的 NER 结果。

此外，也有人进行了疾病和饮食上的实体识别研究。埃夫季莫夫、科鲁西奇·塞尔贾克和科罗切克（2017）提出了一种新的基于规则的 NER 方法，称为 drNER，用于基于证据饮食信息的知识提取。基于证据的饮食信息表现为非结构化文本，是需要了解的重要信息，可以帮助营养师了解新发布的科学报告里的最新信息。这是人类第一次尝试提取饮食信息。DrNER 是一个基于规则的 NER，由两个阶段组成。第一个阶段涉及检查和确定实体提及，第二个阶段涉及实体的选择和提取。他们使用来自异构来源的文本语料库来评估该方法，包括来自几个科学验证网站的文本和来自科学出版物的文本。该方法的评估结果表明，drNER 可以提供良好的结果，并可被应用于基于证据的饮食建议的知识提取。

自然文本中生物医学概念的识别（命名实体识别，NER）是文本资源自动或半自动分析的关键技术。精确的 NER 工具是许多文本处理应用程序的先决条件，例如信息检索、信息提取或文档分类。快速增长的生物医学文献要求在疾病提及的识别和标准化中应用自动方法，以便提高疾病信息检索的精确性和有效性。在过去的几年中，该问题在生物信息学界得到了相当多的关注，前人已经提出了多种方法来处理实体识别和标准化的疾病问题。在所有已被提出的方法中，条件随机场和字典查找方法被广泛应用于命名实体识别和规范化。琼那加达拉、觉天荣和张乃文（2016）使用增强的字典和查询扩展改进疾病规范化的字典查找方法，开发了基于 CRF 的模型以允许模型自动识别疾病，并且研究了基于字典查找方法的各种技术在改善属性值归一化结果中的效果。来自 BioCreative V CDR 轨道的数据集被用于报告所开发的标准化方法的性能测试，并与其他现有的基于字典查找的标准化方法进行比较，结果表明该方法比其他方法取得了更好的效果。

自动疾病命名实体识别（DNER）对于开发更复杂的 BioNLP 工具至关重要。然而，大多数传统的基于 CRF 的 DNER 系统依赖于精心设计的特征，其选择过程需耗费大量人工和时间。尽管大多数深度学习方法都可以通过很少的特征工程来解决 NER 问题，但是它们使用额外的 CRF 层来捕获邻域中标签之间的相关信息，这使得它们变得非常复杂。郑伟、林华和赵忠（2017）提出了一种新的基于多标签卷积神经网络（MCNN）的疾病NER 方法。在这种方法中，采用引入的多标签策略（MLS）代替 CRF 层。首先将词嵌入和词典特征嵌入连接起来，然后在级联嵌入上堆叠几个卷积层，最后将 MLS 策略应用于输出层以获得最先进的性能。实验结果显示，MCNN 可以在 NCBI 和 CDR 语料库中通过很少的特征工程实现疾病识别，使用 MLS 策略捕获邻域标签之间相关信息具有明显的有效性。

综上所述，使用深度学习进行命名实体识别的方法省去了很多的特征工程，因此具有极大的优势。目前对于在线健康社区的文本使用深度学习方法进行实体识别的研究较少。本书将致力于解决这一问题。

（二）关系抽取

关系抽取（relation extration，RE），是指识别出文本中具有特定意义的实体间存在的语义关系。实体代表的概念和概念之间的关系是领域本体的重要组成部分。关系抽取的重要方法有：基于规则的方法、基于统计的有监督学习方法、基于统计的半监督学习方法、基于远程监督的关系抽取、无监督的开放关系抽取以及最近比较流行的深度学习关系抽取。

1. 基于规则的方法

基于规则的方法是最早被研究和应用的关系匹配方法。赫斯特（Hearst，1992）最早用词汇语法模式来抽取文本语料中的上下文实体关系。首先定义规则匹配要抽取的关系，实际匹配到的符合规则的文本关系就是要抽取的关系，将关系抽取转化为规则匹配问题，目标的关系抽取就转化为对规则的学习和提取。基于规则的关系抽取方法被认为存在抽取精度高、召回率低的优点。在大数据背景下，完成信息抽取通常非常困难。吴伟、李辉和王辉（2012）在 Hearst Pattern 抽取规则的基础上，通过概率计算抽取关系的可信度。在词汇—语法模式的基础上，出现了词汇—语义模式的关系抽取方法（普拉贾帕提、西瓦库玛，2019）。在词汇—语义模式匹配的基础上，李强、李林和王伟（2020）进一步发展了基于本体的模式匹配方法（赫斯特，1992；邱生、陈珊珊、牛勇，2002）。王忠、黄娟和李华（2014）展示了使用知识库（Probase）进行搜索的原型系统的搜索能力，其基础是一个统一的概率本体，比任何现有的本体都更全面，它支持其所包含信息的概率解释。概率性质还使其能够以自然的方式合并异构信息。对系统语义 Web 的搜索，使得对正确知识的获取更加智能化。贾文娟和何丰（2011）提出了基于中文的 Hownet 本体学习的思路和框架，研究了实体和实体之间关系的抽取方法：先由 Hownet 生成领域语义词典，再在本体学习过程中加入领域核心概念，并用语义相似度计算实体关系抽取频次。

2. 基于统计的有监督学习方法

该方法采用统计机器学习方法，首先标注实体关系，并将关系实例转换为高维特征向量，利用标注数据进行模型训练，再泛化应用到识别预测其他实体关系类型。该方法已成为信息抽取的主流方法之一。该方法根据关系实例类型可分为两类：基于特征向量和基于核函数的方法。基于特征向量的学习方法主要将句法特征、语义特征等加入关系实例分类器。其典型代表有最大熵模型（卡马布哈，2004）和支持向量机（周刚、苏娟、张京，2005）等。周莎莎（2005）结合不同的词汇、句法和基于特征关系中的语义知识，使用 SVM 提取实体之间的语义关系。结果表明，用于关系提取的完整解析树中的大多数有用信息都是浅层的并且可以通过分块捕获。

杨杰、凯米和殷秦（2018）在对车辆组件进行数字化设计之后，创建了一个类似于实际制造设施的虚拟制造环境。他们提出了一种在验证报告上应用文本挖掘技术的方法，以提取关于质量改进的见解，从文本中提取 n-gram 进行文本预处理和构建领域本体；从文本预处理中提取有意义的见解；创建直观的可视化工具，以了解所提取的见解。基于核函数的关系抽取方法对结构树直接进行处理，对结构树的相似性进行比较，并用关系分类器提取关系，不需要计算构造特征向量空间。其典型代表有线程树核（泽连科、奥内、理查德拉，2003）、最短依赖树核（布内斯库、穆尼，2005）、依赖树核（库洛塔、索伦森，2004）、卷积树核（张敏、张娟、苏娟，2006）等。周刚、张敏和季德华（2007）提出了一种具有上下文感知能力的结构化解析树核用于关系提取。他们扩展了广泛使用的最短路径封闭树，并提出了一个上下文感知的卷积树内核，结果表明动态上下文敏感树跨度比 SPT 更适合于关系提取。

3. 基于统计的半监督学习方法

基于统计的有监督学习方法虽然在关系抽取上能达到较高的准确率，但要求大量的标注语料，人工成本较高。基于统计的半监督学习方法使得这一问题得到了较好解决。该方法将少量预先标记定义好的关系实例作为种子，检查扫描语料中和种子模式一致的句子，并将检查到的结果进行泛化，之后再次检查语料库，寻找新的符合模式的实体关系对……如此循环，不断学习得到新的实体关系实例。Bootstrapping 技术的出现很好地解决了没有足够的标记数据，用种子实体对或 Pattern 做关系抽取的问题。Bootstrapping 通过迭代抽取的方式获得更多的种子实体对和种子 Pattern。布林（1998）为了解决从大数据中自动抽取关系问题，提出了 DIPRE（dual iterative pattern relation expansion）技术，用模式和关系集之间的关系从小样本开始增量寻找目标关系，并使用它来从万维网中提取对的关系。由于 DIPRE 存在局限，阿吉希坦和格拉瓦诺（2000）提出了一种从文档中自动提取关系的技术，该技术只需要用户的一些示例关系集合。这些示例被用于生成提取模式，这反过来会引起从文档集合中提取新元组。以此为基础，他们建立了 Snowball 系统。Snowball 系统引入了新的策略来促进模式和从纯文本中提取元组。在提取过程的每次迭代中，Snowball 系统都会在没有人为干预的情况下评估这些模式和元组的质量，并且仅保留最可靠的下一次迭代。他们开发了可扩展的评估方法和指标，通过对超过 300 000 份报纸文档的集合抽取，提供了对 Snowball 系统和类似技术的全面实验评估。

4. 基于远程监督的关系抽取

远程监督（DS）是一种很有发展前景的关系提取技术。远程监督的关系抽取方法结合了 Boostrapping 和监督学习的优点，取代了 Bootstrapping 中的种子，通过大量的外部数据源获得巨大的种子样例，并从这些样例中找到许多特征，结合到有监督的分类器中。远程监督的关系抽取已成为训练关系提取器的流行选择。该方法最早由明兹、比尔斯和斯诺（2009）提出。明兹等（2009）使用 Freebase（一个很大的具有数千种关系的语义数据库），对于每对实体，根据它出现在 Freebase 关系中所有包含大型未标记实体的句子语料库和文本特征进行训练关系分类器提取。该算法结合了监督 IE（结合 400 000 概率分类器中的噪声模式特征）和无监督 IE（提取大量的来自任何领域的大型语料库的关系）的优势，模型能够提取 10 000 个关系的 10 000 个实例，精度为 67.6%。闵波、格里什曼和万林（2013）针对知识库的不完整性，在最先进的远程监督提取算法的基础上，提出了一种新算法。该算法仅在实体对层次上从正样例和未标记标签中学习，实验结果证明其优于现有算法。曾东、刘凯和陈洋（2015）提出了一个 Piecewise Convolutional 神经网络（PCNNs）通过多实例学习来解决远程监督关系提取中的多实例问题、实例标签的不确定性问题，避免功能工程而是采用卷积结构，使用分段最大池自动学习相关功能。韩星和孙林（2017）针对大多数 DS 方法在本地实例特征空间中构建关系提取模型时，经常遇到多实例问题和缺失标签问题，提出了一种新的 DS 方法——基于原型的全局表示学习。它可以通过学习信息实体对表示，并在实体对层面而不是在实例级层面构建判别提取模型，有效地解决了多实例问题和缺失标签问题。其基于原型的嵌入算法，可以将实体对嵌入到基于原型的全局特征空间中，然后通过一个神经网络模型，将总结的来自多个实例的相关信息实体对分类为目标关系类型。蔡强、郝佳云、曹健和李海生（2018）针对关系抽取中全局特征和局部特征不充分问题，在词汇层面对词语和关系的相似性度量通过在词汇层面池化层构建权重矩阵获取语义特征，在句子层面对关系与句子的相似性比较采用注意力机制，获得句子的信息。信息提取传统上侧重于提取可识别实体之间的关系，例如<Monterey, locatedIn, California>。然而，文本通常还包含计数信息，以表明主题与许多对象具有特定的关系。米扎、拉兹涅夫斯基和达里（2018）研究了文本包含计数的信息抽取和表示，例如"加利福尼亚州分为 58 个县"，这样的计数量化器可以帮助执行各种任务，例如查询或进行知识库管理。他们提出了用于从文本中提取计数信息的 CINEX 技术，并对抽取结果进行了评估。

5. 无监督的开放关系抽取

文档中嵌入的重要关系不仅对信息检索非常有用，而且对于问答系统也非常有用。然而，用于关系发现的现有方法需要大量注释的语料库，这通常会花费人们大量的时间和精力，因此需要一种无监督的大型语料库关系发现方法。无监督的关系抽取不需要对语料进行预处理和标记，不需要人工干预，可以自动抽取文本中的实体和实体间的关系。长谷川、关根和格里什曼（2004）早在 2004 年的 ACL 会议上就提出了根据上下文的相似性聚类成对的命名实体识别方法，并使用了一整年的报纸进行抽取命名实体之间关系的实验，找到了同一类中出现频率最高的词语来描述实体对之间的关系。吴峰和维尔德（2007）确定了几种可以在维基百科中自动增强的结构（例如链接结构、分类数据、信息框等），描述了一种无监督的机器学习系统的原型，初步实验证明了系统提取数据的高精度。雪、朱拉夫斯基和尼格（2004）提出了一种从文本中自动学习上位词（is-a）关系的新算法，其早期的工作依赖于使用少量手工制作的正则表达式来识别上位词对。使用从解析树中提取的依赖路径特征，他们引入了这些模式的通用形式和泛化形式，给定包含已知上位词对的训练文本集，算法将自动提取有用的依赖路径并将它们应用于新的语料库以识别新的实体对。在评估任务（确定新闻文章中的两个名词是否参与上位词关系）中，该方法自动提取的上位词数据库获得了比 WordNet 更高的精度和更高的回忆率。埃齐奥尼、法德和克里斯滕森（2011）研究了将信息提取扩展到规模庞大和前所未有的异构性 Web 语料库的方法。从 2003 年开始，KnowItAll 项目一直致力于从网络中提取高质量的知识，2007 年引入了开放信息提取（Open IE）范例。该范例避开了手工标记的训练示例，并避免了特定领域的动词和名词，以开发可扩展到网络语料库的非灵活的与领域无关的提取器。开放式IE 系统已经提取了数十亿个断言，作为常识知识和新颖的问答系统的基础。他们描述了第二代 Open IE 系统：它依赖于一种新的模型，该模型用英语句子表达关系及其参数，与之前的系统（如 TEXTRUNNER 和 WOE）相比，它可以实现高精度召回。

6. 最近比较流行的深度学习关系抽取

关系分类是自然语言处理和文本挖掘领域的一项重要语义处理任务

（李峰 等，2020）。最近几年比较流行的深度学习关系抽取系统在关系抽取分类上取得了良好的效果。深度学习提供了一种有效的方法来自动提取更复杂的特征，并在各种自然语言处理任务中获得显著的结果，在关系分类方面取得了很大成功。例如，卷积神经网络（CNN）已经提供了先进的性能（李峰 等，2020），而没有像传统的基于模式的方法那样在特征工程上付出太多努力。曾东、刘凯和陈颖（2014）利用卷积深度神经网络（DNN）来提取词汇和句子级别的特征，通过将单词标记转换词向量，根据给定的名词提取词汇级别的特征，并使用卷积方法学习句子级特征，连接这两个级别的特征以形成最终提取的特征向量，最后将这些特征输入softmax分类器以预测两个标记名词之间的关系，取得了良好的效果。平格、皮普莱和米塔尔（2019）使用深度学习（a feed forward neural network，前馈的神经网络）进行关系抽取以提高情报网络安全性，通过关系抽取创建了很多网络安全文本的三元组，补充和完善了网络安全知识图谱。桑托斯、向彬和周兵（2015）使用卷积神经网络处理关系分类任务，该网络通过排名进行分类（CR-CNN），提出了一种新的成对排名损失函数，并在SemEval-2010 Task 8数据集中进行实验。该数据集专为分类句子中标记的两个名词之间的关系而设计，使用CRCNN，在不使用任何昂贵的手工添加特征的情况下取得了最好的结果，优于在该数据集中的其他技术。李慧、张娟、王杰（2016）参与了BioNLP 2016共享任务的两个事件提取任务：SeeDev任务的二元关系提取和细菌生物群落任务的定位关系提取。他们利用卷积神经网络CNN，利用卷积运算和maxpooling运算，从原始输入到嵌入单词对句子进行建模，然后利用全连通神经网络自动学习高级特征和显著特征。该模型主要包含两个模块：分布式语义表示构建，如单词嵌入、POS嵌入、距离嵌入和实体类型嵌入，以及CNN模型训练，利用RNN模型进行关系分类。索彻、陈东和曼宁（2012）对句法树用向量表示输入RNN模型，通过RNN模型在三个不同的实验中获得了最优秀的表现。张迪和王东（2015）针对在时空特征建模中学习的能力，尤其是名词对之间的长距离依赖性，提出了一种基于递归神经网络（RNN）的新型框架来解决该问题，并提出了若干修改来增强模型，包括最大池方法和双向架构。其在SemEval-2010 Task-8数据集中的实验表明，RNN模型可以在关系分类方面提供最先进的性能，尤其能够学习长距离关系模式。刘旭等（2017）参与了Biocreative Ⅵ任务5：从文本中抽取化学蛋白质相互作用

（CHEMPROT）。他们使用基于注意力的深度学习神经网络模型，包括卷积神经网络和基于注意力的递归神经网络来提取化学蛋白质关系。该实验结果表明，基于注意力的 RNN 模型优于 CNN 模型。还有人使用对 LSTM 模型改进的 GRU 模型来进行抽取关系的研究。李林、万杰和郑杰（2016）在 2016 年 BioNLP 共同任务的第四个系列（BioNLP-ST'16）细菌生物群落事件提取（BB）任务上通过一个新的门控递归网络框架 GRU（gated recurrent unit），利用 BioNLP'16 细菌生物群落任务共享任务的语料库，整合注意力机制，从生物医学文献中提取生物群落和细菌之间的生物医学事件。实验结果证明了该框架的潜力和有效性。还有把深度学习扩展到远程监督的研究（曾东 等，2015）。黄兆玮、常亮、宾辰忠、孙彦鹏和孙磊（2018）针对传统深度学习模型长距离依赖问题不能很好解决的问题，以及远程监督会产生错误标签的问题，提出了一种基于 GRU 结合注意力机制的远程监督关系抽取方法，通过 GRU 提取文本特征，解决长距离依赖；在实体对句子级上使用注意力机制，减小噪音语句权重。实验结果证明，数据集精度、召回率、PR 曲线都比现有方法有了显著进步。

如今，从生物医学文献中或者相关健康社区中提取信息，对于提高公众健康水平来说是一项非常重要的任务。生物医学事件关系抽取是生物医学文本挖掘中的一项重要任务。实体关系抽取在基因—疾病、蛋白质—蛋白质相互作用等领域有重要应用。王林、德尔菲欧和布雷（2017）从 Medline 引文中生成与疾病相关的治疗词汇表，开发了语义模式来支持治疗预测和概念的提取。彭勇、魏春华和卢震（2016）提出了支持向量机的丰富特征方法来帮助从 PubMed 文章中识别化学物质与疾病之间的关系（CID）并抽取关系。也有在社交网站上进行关系抽取的。马丁内斯和塞古拉（2016）基于文本分析，从健康社交媒体上检测药物和药物效果，利用 MedDRA（管理活动医学词典）和 Spanish Drug Effect DB（西班牙药物效果数据库）提取药品和治疗效果之间的关系。宋敏、金文昌和李东（2015）实现了一个综合的文本挖掘系统，它在一个高度灵活和可扩展的框架中集成了基于字典的实体提取和基于规则的关系提取，可以处理多种类型的实体和关系。弗伦扎和英克潘（2010）研究了识别 Medline 句子中疾病和治疗之间关系的三种语义：治愈、预防和副作用，获得了更好的抽取结果。朱祖纳、马洛亚和李志强（2010）研究了出院摘要的语义关系（SR）分类，创建了以问题为导向的记录关系，定义了涉及患者医疗问题的关系：疾病和症状的医疗问题、患者问题之间的关系以及被确定为检测和治疗的概念，通过一个 SR 分类器，以句子为级别研究患者记录的语料库，对于出现在句子中的所有概念对，利用 SR 分类器确定它们之间的关系。SR 分类器利用表面词法和句法特征，并使用这些特征作为支持向量机的输入。结果在 BIDMC 语料库中，SR 分类器在各种关系类型上显示出良好的关系分类效果。邱生等（2002）开发了一个识别和提取在 Medline 数据库医学摘要中明确表示因果信息的方法，构建了一组图形模式，表明句子中存在因果关系，表明句子的哪个部分代表原因、哪个部分代表结果，模式与句子的句法分析树匹配，并且解析树与模式中匹配的部分被抽取作为原因或结果。

到目前为止，与疾病相关的关系抽取大都在电子病历（阿尔吉 等，2019；李峰、于华，2019）、出院摘要（帕特尔、坦瓦尼，2019；唐勇、杨杰、三昂平，2019；朱祖纳 等，2010）、医学文献摘要（阿尔吉 等，2019；彭勇、魏春华、卢震，2016）等方面，而基于深度学习进行在线健康社区与疾病相关的关系抽取的研究却没有。本书将致力于解决这一问题。

二、知识图谱构建

2012 年，谷歌（Google）公司提出了知识图谱的概念，随后在业界广泛应用开来。知识图谱是一种由实体、实体的属性、实体间关系组成的语义网络，通过结构化的方式对现实世界中的实体及其属性、实体间关系进行定义，通过计算机软件来展现（建立）知识体系，以达到对概念和它们之间关系进行管理、组织以及理解的目的（施佩尔、哈瓦西，2012；徐增林、盛泳潘、贺丽荣，2016）。

目前业界主流的知识图谱有：Google 的 Knowledge Vault、微软（Microsoft）的 Probase、DBPedia 的 DBPediaKB，IBM 的 WatsonKB、YAGO 的 YAGOKB、百度知心、搜狗知立方以及复旦大学的 CN-DBpedia 等。此外，美国国立医院图书馆（National Library of Medicine，NLM）在 1986 年建立的统一医学语言系统（unified medical language system，UMLS）是一个集成的医学类知识图谱，UMLS 在信息检索、NLP、电子病历、健康标准数据上应用广泛。被应用的主要项目有 PubMed、NLMGateway。另外，在社交网络领域，Facebook 和 Twitter 则推出了社交知识图谱和兴趣知识图谱，使得它的应用场景得到了延伸。这些知识图谱由百万个节点和数亿个边组成。米勒

（1995）研究了针对英文的词汇知识库 WordNet。WordNet 是一个在线词汇数据库，英语名词、动词、形容词和副词被组织成同义词集，所有的同义词表示一个概念，整个 WordNet 是一个知识图谱体系。李尔曼、塞勒姆和雅各（2015）研究了 DBpedia、DBpedia 社区项目从维基百科中提取结构化的多语言知识。苏夏奈克、阿比特布尔和塞内拉特（2007）介绍了 YAGO，一种轻量级和可扩展的本体，具有高覆盖率和高质量。徐夏（2017）建立了基于中文的知识图谱，致力于收集来自在线百科全书的知识。

生物医疗健康领域的知识图谱，典型的应用除了美国的 UMLS 外，还有本体医疗知识库 SNOmed－CT（HTTP：//www.snomed.org）以及 IBM 的 Watson Health（Http：//www－935.ibm.com/industries/health/index.html），还有上海曙光医院构建的中文的中医药知识图谱。

（一）知识图谱的构建概说

知识图谱的构建包括知识图谱自身的逻辑结构以及从各种数据资源中获取知识，构建知识图谱。目前有两种知识图谱构建方式：第一种是从海量的异构大数据中构建本体抽取知识来构建知识图谱系统；第二种是对现有的异构或结构化的数据资源进行整合来构建知识图谱系统（吴运兵、阴爱英、林开标 等，2017）。

从底层开始构建知识图谱所采用的方法有两种：

（1）自上向下的方法：先定义好本体和数据模式，将抽取的实体关系加入知识库。这种方法需借助百科类网站、领域专家、相关领域的高质量数据作为知识基，将实体关系信息添加到知识图谱的知识库中。维基百科的 Freebase 知识基采用的就是这种方法。

（2）自下向上的方法：通过一定技术，从底层实体层对实体进行归纳、对齐、链接等，提取高置信度的实体模式，经过审核后，添加到知识图谱的知识库中。Google 的 Knowledge Vault 采用的就是自下向上方法。

在构建知识图谱的过程中，人们通常不只是采用一种方法，而是将二者交替或结合进行（刘峤、李杨、段宏，2016；肖仰华，2018）。

整合异构数据源构建知识图谱所采用的方法：典型的异构系统整合，如 DB Pedia、Wiki Pedia 的语义集成是寻找异构数据源中实体间的关系，进行知识获取和知识融合，最后构建知识图谱平台（刘峤 等，2016；肖仰华，2018）。

知识图谱以语义网络为基础构建知识库，方便知识搜索，可以快速查询到结构化知识并以文本或图形方式展现（黄霞、张娟、李东，2019；王仁武、袁毅、袁旭萍，2016）。构建知识图谱的关键技术主要有知识抽取、知识表示、知识融合以及知识推理技术等（赵京胜、肖娜、高翔，2018）。纳维格利和庞泽托（2012）提出了一种自动化方法来构建广泛覆盖的多语言语义网络 BabelNet。刘峤等（2016）总结了知识图谱按照知识抽取的层次划分，以及与其他学科的关联及面临的关键技术问题。胡芳槐（2015）研究了如何从互联网多种数据源中构建知识图谱。乌亚尔和阿利尤（2015）研究了 Google Knowledge Graph 和 Bing Satori 的语义搜索引擎。

（二）知识图谱构建的关键技术

知识图谱的构建主要由知识抽取、知识表示、知识融合、知识加工和知识推理四个阶段组成。杜泽宇（2016）基于语义依存分析和依赖缩减算法，建立了中文电商领域的知识图谱并设计实现了问答系统，对问答效果进行了验证，结果表明系统能良好运行。苏永浩、张驰、程文亮和钱卫宁（2016）提出了一个基于 YAGO 知识图谱构建的跨语言知识图谱系统，可以针对中文和英文进行查询。

1. 知识表示和知识融合

知识表示指的是客观世界的物体和关系代表的知识可以用计算机存储和展现的形式表示（刘建炜、燕路峰，2010）。知识图谱的构建基础：概念（concepts）即描述属性相同的对象；实例（instances、entities、objects）即属于某概念的对象；关系（taxonomy knowledge、hyponymy、hierarchy、sbuclass of）即对知识的分类；属性（properties、attributes）即对象所拥有的各种特征。这些概念、属性、关系构成了知识图谱的概念模型（黄霞 等，2019）。

构建知识图谱是实现语义理解不可或缺的部分。持续的信息爆炸凸显了使机器更好地理解人类语言电子文本的必要性。基于此目的，人类已经做了大量工作来创建通用本体或分类法。纽厄尔和西蒙（1976）两位图灵奖获得者将计算机科学作为经验性查询。在理解符号和搜索信息时，施佩尔和哈瓦西（2012）对 ConceptNet 进行了介绍。ConceptNet 是一个知识表示项目，提供了一个描述一般人类知识和方法的大型语义图，它用自然语言表达，介绍了最新的迭代，包括其基本设计决策、使用方法，评估其覆盖范围和准确性。吴伟、李辉和王辉（2012）提出了一种比任何现有分类法更全面的通用概率分类法，包含自动从 16.8 亿个网页中获得的 270 万个概念。与将知识视为黑白的传统分类法不同，它使用概率来模拟其包含的不一致、模糊和不确定的信息。他们详细介绍了分类法的构建方式、概率建模及其在文本理解中的潜在应用。

虽然表示学习技术在被应用于许多不同的 NLP 任务时表现出很大的适应性，但它们对本体匹配的问题几乎没有影响。柯利瓦基斯、卡鲁西斯和史密斯（2018）提出了一种适用于本体匹配任务的新颖表示学习技术，该方法基于在高维欧氏空间中嵌入本体论术语。该嵌入是基于新颖的短语改进策略导出的，通过该策略，语义相似性信息被记录到预训练的单词向量字段上。其最终的框架还包含一个基于去噪自动编码器的新异常检测机制，该机制被证明可以提高性能。刘建炜和燕路峰（2010）对知识表示的概念进行了解释，介绍了逻辑表示法、产生式表示法、框架表示法、面向对象表示法、语义网表示法、基于 XML 表示法、本体表示法等各种知识表示方法，构建了在智能系统中比较和评估各种知识表示方法的指标框架，并且进行了简单的比较。刘知远、孙茂松、林衍凯和谢若冰（2016）研究了用网络形式表示实体为节点、关系为边的知识库系统。在这种形式下，需要有关图的算法存储和管理操作知识库。由于数据具有稀疏性，他们采用深度学习表示研究对象的语义信息，将相关知识信息表示为低维数据，高效表示实体和关系对应的语义信息，提升知识获取、表示和融合以及推理性能，并总结了面临的困难和挑战以及未来的发展方向。

基于语义网络的开放互联网络资源语义表示是目前主流的知识表示形式。在"Waving the Web"一书中，Berners-Lee 提出了语义网络（伯纳斯利、亨德勒，2011）。语义网络是在 Web3.0 环境下，将互联网络中人类理解的信息转换为计算机可以处理、理解的信息。常用的语义知识表示方法有三种：一是以 HTML、XML 为代表的半结构化语言；二是资源描述框架语言（resource desceription framework）（布里克利、古哈，2004）；三是 Web 本体描述语言（web ontology language）（麦吉尼斯、哈梅伦，2004）。FDF 和 OWL 都是三元组描述语言，RDF 是由 W3C 组织提出的一种描述资源概念模型的语言，OWL 是在 RDF 的基础上发展起来的，更加完备和强大，已成为知识图谱主流知识表示语言。目前，RDF 已成为知识图谱数据的事实标准。知识表示学习的目标是，通过机器学习或深度学习将研究对象的语义信息表示为稠密低维实值向量（黄霞 等，2019；刘知远 等，2016）。将知识表示得到的实体或关系表示为向量，应用于相似度计算、知识图谱补全、关系抽取、自动问答等（黄霞 等，2019）。

知识融合通过信息抽取获取的实体、关系、属性在同一规范标准下通过清洗、整合、去错误、去冗余和消歧等操作，达到建立层次化结构知识的目标。知识融合主要包括概念对齐与融合、实体对齐、属性值归一化、实体链接（李直旭，2018）。

概念对齐与融合包括概念合并、概念上下文的关系合并以及概念的属性定义合并。主流的方法是专家通过人工构建以及从结构化数据中映射生成。实体对齐的主流方法：一是 Property-based 方法，有基于机器学习的方法（克里斯汀，2008）以及基于概率的方法（苏查内克、卡斯内奇、维库姆，2012）；二是 Relation-based 方法，主要是 Embedding 方法（朱华、谢仁、刘忠，2017）；三是 Property&Relation-based 方法（孙智、胡伟、李超，2017）；四是 Crowdsourcing-combined 方法（庄远、李吉、钟万，2017）。

2. 基于知识图谱的知识加工

经过信息抽取和知识融合，已得到基本的事实表达，还需要经过知识加工才能将事实变为高质量的知识，进而形成一个知识体系。基于知识图谱的知识加工主要包括本体构建和质量评估两个方面。

本体是用来对概念进行规范建模的，是同一领域不同主体之间交流互通的语义基础。本体的结构是树状的，相邻的层次和节点间有严格的"IsA"关系。这种关系不利于表达概念的多样性，但是有利于知识推理。知识图谱中的本体处于模式层，用于描述概念层次体系知识库中的概念模板（王伟、刘伟、本纳蒙，2012）。

本体的构建有两种方式：一种是通过人工编辑的方式构建，另一种是通过数据驱动自动构建，并以人工审核和质量评估方法相结合对结果进行确认（刘峤 等，2016）。面对海量数据，人工构建本体工作量极大，而主流的面向特定领域的知识库本体构建采用自动构建方式，如采用数据驱动方法和机器学习算法从 Web 文本中抽取概念间的"IsA"关系形成概念层次结构的 Microsoft Probase（吴伟 等，2012）。

基于数据驱动自动构建本体包含三个阶段：①概念间的相似度计算。通过模式匹配和分布相似度计算两个实体间关系的相似度，判定是否属于同一概念（徐增林 等，2016）。②上下位实体关系抽取。上下位实体关系抽取包括两种，一是基于语法的抽取，如信息抽取系统 KnowltAll、NELL、TextRunner 等。二是基于语义的抽取，如 Probase 采用基于语义的抽取模式。③生成本体。对层次概念进行聚类，并为每一类实体制定 1 个或多个公共上位词（黄霞 等，2019；徐增林 等，2016）。王国安等（2013）基于主题层次聚类的方法构建了本体结构，提出了基于单词共现网络的主题聚类与上下位词抽取模型。常用 Protégé 或 PlantData 作为本体建模工具。

实体对齐与质量评估通常同步进行，质量评估可以对知识的可信度进行量化，舍弃置信度较低的，保留置信度较高的，确保知识抽取的质量（刘峤 等，2016）。门德斯、穆莱森和比泽（2012）基于 LDIF 框架处理用户数据，进行质量评估和融合的准备，并使用该框架提高数据的完整性、简洁性和一致性。法德、索德兰和埃齐奥尼（2011）在 REVERB Open IE 系统中实现了约束，在动词表达的二元关系上引入了两个简单的句法和词汇约束。对人工标注的三元组，他们使用回归模型计算抽取结果的置信度。Google 的 Knowledge Vault 项目针对 Web 级概率知识库，将来自 Web 内容（通过文本分析、表格数据、页面结构和人工注释获得）的提取与从现有知识库中派生的先验知识相结合，采用有监督的机器学习方法来融合这些不同的信息源。

3. 基于知识图谱的知识推理和应用

从知识库中的实体关系入手，经过逻辑推理，建立新的实体关系关联，对语义网络进行新的拓展，就是知识推理。知识推理是对原有知识进行拓展的重要手段，可以演绎出新的判断，是知识图谱构建的重要环节。知识推理可以为实体关系间的推理，也可以为实体属性间的推理、本体概念层上下位间的推理等。例如从某人的生日，可推出该人的年龄。根据本体上下位关系，可以进行概念推理，例如已知（爱因斯坦，isA，物理学家）和（物理学家，isA，科学家），可推出（爱因斯坦，isA，科学家）（刘峤 等，2016；肖仰华，2018）。

知识推理方法大致分为基于逻辑的推理方法和基于图的推理方法两大类。运用描述逻辑可以对复杂的关系进行推理。描述逻辑是一种基于对象的形式化表示知识工具，是一阶谓词逻辑的子集，是基于本体推理的重要基础。基于描述逻辑的知识库一般包含 TBox 和 ABox、TBox 中允许的断言类型（概念断言）和 ABox（个体断言）以及结合 TBox 和 ABox 的推理机制。借助这两个工具，可以将基于描述逻辑的推理最终归结为概念关系以及具体事实的 ABox 的一致性检验问题，从而实现关系推理（贾科莫、伦泽里尼，1996）。

基于开放域的信息抽取拓展了知识图谱的知识来源，知识库丰富的内容对知识推理带来了新的挑战和机遇。现有的推理技术明显滞后于知识的推理需求。推理得到的知识需要经过可证明性检查、冗余性检查、矛盾性检查和独立性检查才能将其加入知识库，以确保知识库的质量（杨莉、胡守仁，1991）。

人类拥有的知识随着时间的推移而不断增长和变化，与知识图谱对应的知识库也需要不断迭代更新。知识图谱的更新包括全面更新和增量更新两种。全面更新是指从头构建知识图谱，方式简单，但成本大。增量更新是指对当前知识图谱进行更新，淘汰过时的知识，增加新的知识，成本小，但需要大量人工干预（德什潘德、兰巴、图尔恩，2013；黄霞 等，2019）。

基于知识图谱的知识表示和知识推理、从异构噪音数据中提取高质量数据、针对行业和应用领域构建知识平台已成为相关学科领域发展的新方向（黄霞 等，2019；刘峤 等，2016；徐增林 等，2016）。知识图谱的主要应用有：知识融合、语义智能搜索、基于语义的深度问答系统、社交网络、垂直行业的应用（徐增林 等，2016）。知识图谱不仅仅是一个语义处理和知识互连的知识库，更是一把开启 Web3.0 时代的"金钥匙"。知识图谱已成为人工智能、大数据处理的前沿热点研究问题，为相关学科指明了发展、应用和研究的方向。

针对在线健康社区的海量数据，目前仍缺少一个针对在线健康社区的知识图谱（尤其是心血管疾病方面的）来对这些零散的信息进行组织和管理。本书将致力于通过知识抽取和在线疾病百科知识，构建一个基于在线健康社区的知识图谱，并为后期用户行为研究的特征变量提取分析奠定基础。

第三节　双加工理论和信息采纳

一、双加工理论

信息处理的双加工理论（dual process theory）起源于个体层面，基于实验室的社会心理学研究。在过去的 20 多年里，双加工理论已经被应用到许多理解人们如何采纳信息的领域，比如信息系统（沈晓玲，2013；苏斯曼、西格尔，2003）。

信息处理的双加工理论包含一系列理论，所有这些理论都检验了接收到的信息的内容以及影响信息有效性评估的上下文相关因素这两方面的作用。运用这种方法的最著名理论是启发式系统模型（HSM）（伊戈尔、柴肯，1993）和精细加工可能性模型（ELM）（佩蒂、卡乔波，1986）。HSM假定人们在评估消息的有效性时使用两个信息处理模式：系统处理和启发式处理。在系统处理过程中，人们会仔细检查所有相关信息，并尝试将其纳入他们已经知道的信息。在启发式处理过程中，人们使用启发和提示来评估内容的有效性，并使用简单的决策规则，例如"可信性意味着正确性"（希肯，1980）。同样，ELM假定存在两种类型的信息处理：中心路径和外围路径，中心路径类似于系统处理，而外围路径对应启发式处理。对于HSM和ELM，如果人们没有能力或没有动机去从事中心路径的认知努力，外围路径就将发挥作用（伊戈尔、柴肯，1993）。虽然理论上每个处理模式都可以独立地对信息的有效性进行正面的或负面的评估，但实际上这两种方式都倾向于共存。在本书的研究环境（在线COP）中尤其如此，其中消息内容与各种外围线索共存。ELM中的解释可能性捕获了从事中心路径的可能性。信息处理者的解释可能性越高，他/她采取中心路径的可能性就越大，因此，信息内容在评估消息有效性时所起的作用越大。同样，降低解释可能性，往往会增加外围路径处理和启发式线索在评估信息有效性方面的影响。

已知一些上下文因素会影响解释的可能性（佩蒂、卡乔波，1986），主要通过两种方式进行影响：通过影响一个人从事解释可能性的动机和通过影响一个人从事解释可能性的能力。例如，如果某人高度参与信息内容，那么他将极有动机去从事中心路径。但是，即使他有很强的动机从事中心路径，他也不一定能够做到。缺乏专业知识、时间和精力的有限性、各种干扰等促使人们从事外围路径。

尽管ELM和HSM之间存在着细微但重要的区别（陈森、柴肯，1999），但对于本书的研究而言，两种理论具有相同的含义。因此，本书的研究使用更多的信息处理通用双加工理论，而不是仅仅指向ELM或HSM。为简单起见，本书的知识采纳行为研究使用中心路径和外围路径处理模式，与ELM一致。

第三种双加工理论是知识采纳模型（knowledge adoption model，KAM），它建模了对于接收信息的不同因素影响的感知有用性（苏斯曼、西格尔，

2003）。苏斯曼和西格尔提出了 KAM，调查了在 eMail 交流中的信息采纳处理。KAM 理论扩展了 ELM 理论并被应用在电子交流的上下文分析中。ELM 模型提出信息能够通过中心路径和外围路径影响信息接收者的态度和行为。中心路径涉及包含在信息中的论据，外围路径涉及没有直接关联信息主题本身这个问题。KAM 理论考虑了通过信息质量和信息源的可信度使人们感受到不同程度的信息有用性，信息接收者感知的信息有用性作为知识采纳行为的直接决定性因素。影响感知有用性的决定性因素包含了感知的信息质量和做出决策的信息质量。苏斯曼和西格尔证实了通过信息质量和信息源的可信度使人们感受到不同程度的信息有用性：当信息接收者能够仔细阅读信息内容时，信息质量成为信息有用性的关键决定性因素；当信息接收者不能够或不愿意处理信息时，信息源的可信度变得更加重要。ELM 和 KAM 都以信息质量作为中心路径，信息源的可信度作为外围路径，二者关键的区别是 ELM 将人们态度和行为的改变作为因变量，而 KAM 以信息感知有用性作为信息采纳的中介变量。KAM 是基于 ELM 扩展开来的理论，有趣的是，感知信息有用性作为间接因变量在苏斯曼和西格尔的 KAM 模型中依然成立。

知识采纳模型（KAM）解释了人们如何通过中心路径和外围路径感知信息的有用性并采纳信息/知识，从而作为研究的理论基础被应用到各个领域。在本书的识别信息有用性研究中，它是核心理论基础。

二、信息处理和信息采纳

在线上医患问答健康社区，关于健康信息的同一问题有时存在多个医生回复的情况，如何从众多的信息中提取和过滤出最有用的回复对于用户来说非常重要。

在线评论信息中，文本特征和评论者的特征被用来预测信息的有用性。叶涛利和辛哈（2014）使用回归方法预测信息的有用性。曹谦、段伟和甘庆（2011）开发了一个文本语义分析框架，用文本的语义信息预测信息的有用性。机器学习方法经常被用来做信息处理和预测（李松、崔建华，2014）。对于健康信息的采纳可以从多个因素来考虑。信息质量影响了用户的信息决策（拉古纳坦，1999；辛格 等，2017）。在信息处理中，如果存在集中的连续阶段的处理（提出子问题、进行追问等），则用户决策的质量会更高（罗灿、罗星、沙士伯格，2013）。此外，拉古纳坦认为信息源的可信度显著地影响了用户的最终采纳结果，高的信息源可信度捕获了重要的权威性和信息可信性。用户的介入程度被广泛认为是影响信息决策的一个关键因素。在信息处理中，用户的高度参与代表了高的动机或能力，因此信息源的可信度变得不再是那么重要，而信息质量则变得更加重要（巴塔切尔吉、桑福德，2006；希肯，1980；苏斯曼、西格尔，2003）。用户的高度介入意味着用户有足够的知识、能力和意愿，在健康管理上能用较低的成本去参与自己的健康管理和疾病治疗过程，帮助获得更好的健康结论和更好的治疗经验（巴雷洛、格拉菲尼亚、维格尼，2012）。

在线上医患问答健康社区中进行信息采纳的研究引起了学界的广泛关注。沈晓玲（2013）基于信息采纳模型，通过实证的偏最小二乘法分析了维基百科上用户的信任对信息有用性和香港学生信息采纳的调节影响。金家华（2016）研究了开放型社区百度知道社区的用户如何采纳健康信息，分析影响其用户采纳行为的因素，并提出相应假设，最后采用 logistics 回归模型对影响因素进行回归。安格斯特和阿加瓦尔（2009）研究了人们对于电子病历 EHR 的态度和选择行为意图，并考虑即使存在重大的隐私问题，个人是否可以被说服改变态度并允许采用医疗数字化信息。王浩、赵颖和姜伟（2012）采用结构方程模型构建了在线消费社区中在线评论采纳的理论模型，对在线平台和用户决策提供了帮助。

说服理论是指在交流沟通的过程中有意识地影响他人态度或行为的方式。在说服理论的基础上，佩蒂等提出了精细加工可能性模型（ELM）（佩蒂、卡乔波，1986）。该理论认为信息能够从中心路径和外围路径影响信息接收者的态度和行为。苏斯曼和西格尔改进了 ELM 模型，提出了一个更加简洁的知识采纳模型（KAM），以信息质量为中心路径，以信息源的可信度为外围路径，用户基于信息质量和信息源的可信度感知信息的有用性，获得自我满意，进而采纳信息（苏斯曼、西格尔，2003）。

综上所述，目前存在各种针对开放型社区的信息采纳行为研究，但很少或没有人研究用户如何采纳在线医患问答健康社区中最令用户满意的医生回复的知识行为。为此，本书将致力于解决两个问题：哪些因素会影响用户采纳一个最令自己满意的医生回复？哪种医生的回复最令用户感到满意？

第四节　信息有用性相关研究

如何从文本中发现有用的信息一直是学者们研究的热点（阿巴西、陈华，2008）。在线问答健康社区中有丰富的用户数据，使得大量学者热衷于进行信息和文本抽取的研究，从而辅助医疗决策。许多研究以信息有用性作为研究主题，分析用户的信息需求和满意度等。

许多学者用实证方法以及算法系统等来分析或度量用户数据。如从在线产品评论与产品销售的关系抽取中，发现改善用户情感（用户评分）或感知提高了产品销售（电影票房销售、订票系统等）（谢瓦利埃、梅兹林，2006；段伟、顾彬、温斯顿，2008），与用户情感有关；评论的自披露信息与产品销售的关系（福尔曼、高斯、维森菲尔德，2008），以及产品评论中自我选择的偏见对产品销售的影响（李忻、希特，2008）等。

在线评论的有用性被定义为在线评论能够帮助用户进行购买、采纳、点赞等一系列决策的行为（洪华、徐东、王刚，2017；王鑫、刘涵、樊冰，2011；周莎莎、郭林，2017）。用户在看到其他人的评论后可以帮助自己做出决策。一些综述性的文献建议用户判断信息的有用性基于两个重要的特点——评论中提供的信息使消费者熟悉相应产品或服务的程度，以及信息的可信度。例如，用户通常倾向于认为较长的评论包含了更详细的信息（埃纳尔、哈弗罗、莫恩，2015；高斯、伊佩罗提斯，2011），因此，长的评论比短的评论更有用（穆丹比、舒夫，2010；萨勒汉、丹简，2015）。易于阅读的评论有利于用户理解评论内容，因此比难读难理解的评论更有用（高斯、伊佩罗提斯，2011）。之前的研究也表明，客观正面的评论比主观负面的评论更有用（金家华，2016；周莎莎、郭林，2017）。此外，评论者的外围线索，自披露信息（真实姓名和专长、肖像等），以及评论者的经验、专长以及荣誉，也容易让用户感知到评论的有用性（福尔曼 等，2008；拉切拉、弗里斯，2012）。

在前人的研究中，一些研究将信息有用性确定为一个回归问题，如使用径向基函数（RBF）回归，确定评论的专业知识、写作风格和评论的及时性是预测 IMDB 影评是否有用的重要因素（刘勇、黄霞、安昂，2009a；2009b）。还有学者发现写作风格、词性标签等在使用支持向量机算法预测电影评论的有用性方面非常有效（于旭、刘勇、黄旭，2012）。评论星级、评论长度、tfidf 值等是使用支持向量机预测信息有用性的重要特征（贝克、安吉、崔易，2014）。朱智和瓦拉达拉扬（2006）发现复杂的语言线索（如单词、句子数量等）在预测有用性上是有效的。有的研究发现语句中主观评分和可读性显著影响了句子的有用性，句子的情感也影响了有用性（陈春、曾永德，2011；高斯、伊佩罗提斯，2011）。还有学者研究发现语义特征比基本的词性、文体特征等更重要（曹谦 等，2011）。综上所述，与内容相关的主题以及主观/客观情感对于预测信息有用性具有重要影响。

除了评论文本的特征外，评论者的特征也被用来进行信息有用性的评估。评论者的特征在预测用户数据的信息有用性时被作为基本特征（曹谦等，2011；黄灵、李京、宋尹，2008）。特巴赫等采用王仁勇和斯特朗提出的数据质量框架，将评论者的声誉作为 Amazon（亚马孙）网站评论有用性研究的信息质量特征评价维度（特巴赫，2009；王仁勇、斯特朗，1996）。评论者的声誉是通过收到的浏览者或提问者有用的投票、评论者自身写的总评论数量、"最佳评审员"的荣誉徽章和评论者在社区中的排名来衡量的。评论者过去获得的"平均帮助数量"（声誉特征）被发现是当前信息有用性评价中最有力的预测因子（马霍尼、史密斯，2009、2010）。

在最近的一项旨在了解什么因素驱动用户在网络上进行贡献的实证研究中，评论者在网络平台上的声誉、归属感和帮助其他用户的乐趣被发现是其重要的动机（顾永春、魏昌平、肖华伟，2012）。通过识别评论者在线荣誉，用户可以决定他们应该信任哪些人的评论（顾永春 等，2012）。在一项在线评论对产品销售的影响的研究中，结果显示了用户不仅应该关注评论的评级（评论的得星数量），还应该关注评论者的荣誉和评论者的自我披露信息（评论者在网站上写了多少个评论等）（南浩、刘林、张建军，2008）。有信誉和撰写过大量评论的评论者的评论明显更受市场欢迎。为了识别在线知识社区中的专家，有研究者提出并测试了一种新的算法 ExpertRank（王国安、焦健、亚伯拉罕，2013）。实验结果表明，文本的相关性和成员在知识社区中的权威性都是重要的因素。

为解决自动识别信息有用性的回归/分类的研究问题，一些研究集中在各种评论内容相关的文本和语言特征或者评论者特征上（见表 2.2）。在广泛查阅文献的基础上，有研究者发现与有用性相关的因素可以分为两类：①与审查内容相关的因素，如评论的深度、可读性、评论的评级、评论经过的时间；②与评论者相关的因素，如评论者信息的自披露、评论者的专长、专家标签、评论者的好友及粉丝数量等。表2.2显示了现有文献中感知有用性的决定性因素，这些因素与信息有用性相关。本书涉及的的在线医患问答健康社区数据中没有社交关系，因此，本书不存在好友和粉丝数量的情况。在影响因素中，有的因素对信息有用性的影响是正向的，有的是负向的，但是负向的影响都存在于电子商务类商品评论中，有电子商务领域的一些特性，而本书的研究对象不存在这些特性。这些看些相互矛盾的信息，其实是有其内在的关联的。比如电子商务中的"水军"的评论，特征显现出负向的信息有用性关联。

表2.2 现有文献中感知有用性的决定性因素

分类	决定性因素	测量项	影响	代表性研究者和论文发表时间
内容相关的特征	评论的深度	评论的总的单词数量;评论的长度;评论的解释性程度	正向	埃纳尔、哈弗罗、莫恩，2015；高斯、伊佩罗提斯，2011；康莹、周玲玲，2016；李宋、崔建华，2014；穆丹比、舒夫，2010；潘勇、张建强，2011；夸施宁、潘德尔、弗梅尔，2015；萨勒汉、凯姆，2016；谢林、蒙特曼，2013；奥拉、泽巴、凯米，2015；韦伦森、内延斯、布朗纳，2011；武鸣，2013；尹东、米特拉、张华，2016；尹刚，2012；尹刚、刘伟、朱松，2012；尹刚、魏林、徐伟，2014；尹刚、张强、李强，2014
	评论的深度	评论的总的单词数量;评论的长度;评论的解释性程度	负向	拉切拉、弗里斯，2012
	评论的可读性	评论的易理解性；Gunning的雾指数测量；自动的可读性指数；Coleman-Liau指数。测量值越低，可读性越高	正向	高斯、伊佩罗提斯，2011；黑尔、李杨，2016；康莹、周玲玲，2016；柯菲提斯、加西亚-巴里奥卡纳尔、桑切斯，2012；刘智、朴世杰，2015；帕克、尼古劳，2015
			负向	柯菲提斯、加西亚-巴里奥卡纳尔、桑切斯，2012；尹东、张松 等，2014

表2.2(续)

分类	决定性因素	测量项	影响	代表性研究者和论文发表时间
内容相关的特征	评论的评级	评论获得的星级，通常从一星到五星	正向	埃纳尔等，2015；黄安华、陈肯、甄亮，2015；柯菲提斯、加西亚-巴里奥卡纳尔、桑切斯，2012；刘智、朴世杰，2015；潘勇、张建强，2011；夸施宁、潘德尔、弗梅尔，2015；奥拉、泽巴、凯米，2015；韦伦森、内延斯、布朗纳，2011；吴晶，2013；尹东等，2012
			负向	蔡安、班纳吉，2015；拉切拉、弗里斯，2012；尹东、张松等，2014
	评论的时间	评论经过的时间（及时性）	正向	高斯、伊佩罗提斯，2011；刘智、朴世杰，2015；潘勇、张建强，2011；帕克、尼古劳，2015；拉切拉、弗里斯克2012；周苏、郭兵，2015
			负向	尹东等，2012
评论者的因素	评论者的信息自我披露	自披露个人信息：真实姓名、照片，位置、评论者的自我识别	正向	埃纳尔等，2015；福尔曼等，2008；高斯、伊佩罗提斯，2011；郭彬、周珅，2016；郝欢、张凯米、王维，2017；帕克、尼古劳，2015；韦伦森等，2011；周苏、郭兵，2015
			负向	高斯、伊佩罗提斯，2011
	评论者的专长	评论者在平台上总的评论数量	正向	郑永华、何海英，2015；帕克、尼古劳，2015；尹东，2012；朱龙、尹刚、何万，2014
			负向	拉切拉、弗里斯克2012
	评论者的专长标签	代表了可行性的专长徽章	正向	贝克、安吉、崔易，2012；郭彬、周珅，2016；关坤宇、许坤林、黎培英，2015；周苏、郭兵，2015
	评论者的朋友数量	评论者的朋友数量；社交网络中的出度	正向	郑永华、何海英，2015；郭彬、周珅，2016；黄霞等，2015；刘智、朴世杰，2015；拉切拉、弗里斯克2012；尹东，2012；尹东、魏默、古列维奇、慕赫汉森，2014；周苏、郭兵，2015；朱龙等，2014
	评论者的粉丝数量	评论者的粉丝数量；社交网络中的中心入度	正向	李强、崔杰、高勇，2015；尹东，2012；尹东等，2012；尹东、魏默等，2014

综上所述，基于直觉的与评论信息内容相关的特征和评论者特征常被用来进行信息有用性预测。这和双加工理论的理解一致。因此，我们可以使用双加工理论之一的知识采纳行为理论作为研究的理论基础。然而，之前的研究中很少有从信息系统有用性的相关理论出发（如知识采纳模型），并基于理论从各个维度提取特征，进行信息有用性的识别和预测，更少有人基于设计科学思维出发，并结合社会科学理论进行有用性的研究。本书致力于依据设计科学的思维，基于来自社会科学的知识采纳行为核心理论，提出元需求、进行元设计，以及提出相关假设，最后通过严格的实验进行验证，识别和预测在线健康社区医生回复信息的有用性。

第五节　本章小结

本章围绕在线健康社区，对包含实体识别、信息抽取、知识图谱构建以及信息处理的著名双加工理论、信息采纳、信息有用性研究等进行了文献梳理，为本书的研究提供了研究背景和理论支撑。

第三章 在线健康社区的疾病诊断关系抽取研究

在线健康社区每天都有数以万计的用户进行提问，同时有服务于健康社区的成千上万的医生进行问题解答和回复。海量的问答数据日积月累，沉寂在数据的海洋中，造成了数据的浪费。现有的与疾病诊断相关的关系抽取都存在于电子病历、出院摘要、医学文献摘要等用语规范、结构化程度高的语料中。本书的研究利用人工智能技术，从在线医患问答健康社区中进行与疾病诊断相关的关系抽取，关系抽取的结果可以补充和完善现有医学知识库，使得有限的医疗资源得到高效利用。同时，知识抽取的结果也为后面的用户知识行为研究提取特征变量奠定了基础，使用户知识行为的研究更加精准和科学。

第一节 背景与意义

医疗资源短缺和地区分布不平衡是一个全球范围内都存在的问题。我国医疗发展水平以及医疗资源对应人均量与发达国家差距明显。相较于发达地区，中西部地区医疗水平较低，人们更愿意去医疗水平更高的地区看病。医疗资源的短缺以及用户医学常识的贫乏，造成了原本不需要专家医生诊治的用户消耗了太多的优质医疗资源，加剧了原本紧张的医患关系，促使医疗资源短缺状况进一步恶化。在线健康社区如"有问必答网""39健康网""好大夫在线"等的出现，使得越来越多的用户在去医院就诊前通过医患问答社区进行咨询，从而更好地了解自身的健康状况，这在一定程度上缓解了医疗资源的短缺和地区分布不平衡的问题（吴华、鲁宁，2018）。

在线健康社区中存储的数据量不断增大，给数据的存储和使用都带来了极大挑战。在线健康社区中可能存在多个不同用户对相同的一个问题重复多次提问、医生又重复回复的现象，进一步造成了资源浪费。这些海量数据未被进行知识抽取，进一步加剧了短缺的医疗资源不能被高效利用的问题。现存的与疾病相关的医学知识库也需要随着环境、时间和疾病的进展而不断进行更新和扩展（王国安 等，2018）。在医患问答健康社区中存在大量的用户数据如用户的健康咨询和医生的回复等。对于这些海量数据，如何有效利用并从中进行知识抽取，最大化发挥大数据的价值，是学界和业界一直关注和研究的问题。在这些问答数据上进行疾病、症状和检查之间的关系抽取，获得有价值的知识，对于补充和完善现有的医学知识库具有重要的意义（吕旭、关毅、杨杰，2016）。医学知识库的完善，可以使用户获得更多的医学常识；在就诊前访问医学知识库，可以提高医患就诊效率，缓解资源短缺；同时，医学知识库的完善还可以增加医生获取信息的渠道，补充医生获取知识的宽度，辅助医生诊断，减少不必要的医疗事件或事故。

然而，医患问答健康社区用户较为随机的口语表达，以及包含着大量的冗余信息，给信息抽取带来了一定的挑战。如何从这些问答数据中抽取出有价值的医学信息，成为摆在研究人员面前的一个重要问题。在患者就诊过程中，其最为关注的问题之一是与疾病诊断相关的症状和检查。因此，从医患问答健康社区中进行疾病、症状和检查的关系抽取能够增加人们对健康知识的获取途径，这些知识能够帮助用户在就诊前获取更多的相关医学信息，同时能够提高医疗就诊的效率，补充和完善现存的疾病、症状和检查的医学知识库以及辅助医生进行诊断和制定决策。

目前存在大量的生物医学领域的关系抽取，然而它们中大部分是基于电子病历（阿尔吉 等，2019；李峰、于华，2019）、出院摘要（帕特尔、坦瓦尼，2019；唐勇 等，2019；朱祖纳 等，2010）、医学文献摘要（阿尔吉等，2019；彭勇 等，2016）等的抽取，这些研究语料中的词语和句子都是相对严谨和标准化的。很少有学者研究词语口语化和结构化程度相对较低的医患问答在线健康社区中与疾病诊断相关的关系抽取。因此，本书的研究将执行一个对医患问答健康社区的问答文本进行疾病、症状和检查之间关系抽取的任务。为此，笔者基于目前流行的深度学习技术以及表明更好语义关系的注意力机制，开发了基于注意力的双向门递归单元神经网络架构［attention-based BiGRU（Bi-directional Gated Recurrent Unit networks）］，用于医患问答在线健康社区中疾病、症状和检查之间的关系抽取。

第二节　理论基础

医学知识浩如烟海。如何从不同种类的医学文本中抽取有价值的医学知识是一个研究热点，也是实践中迫切需要解决的问题，因为这对于改善公众健康和知识管理具有重要意义。生物医学关系抽取是生物医学文本挖掘要研究的重要问题之一。它在基因—疾病、蛋白质与蛋白质交互中具有重要的应用。例如从 Medline 引文中产生疾病相关的治疗词汇表（王国安 等，2017；阿尔吉 等，2019），从 PubMed 文献中进行化学物质诱致疾病的关系抽取（彭勇、魏春华、吕震，2016），以及蛋白质交互之间的关系抽取（李峰 等，2020；布内斯库、穆尼，2005；米瓦、提苏吉，2009）。

疾病、症状和检查是医疗健康首先要关注的问题，在日常保健中引起了人们的广泛关注。学者们对于在相关医学文本中进行疾病、症状和检查的关系抽取已经做了许多探索。大部分研究首先进行实体识别（对于没有标注的疾病、症状和检查的实体，系统很难识别），然后在此基础上进行关系抽取。I2B2/VA 2010 挑战任务组织在病人的临床记录中抽取医学概念之间的关系，标注了医学问题（疾病、症状）、检查和治疗，并用机器学习的方法抽取以下三种关系：医学问题和检查、医学问题和医学问题、医学问题和治疗（乌祖纳、南比、申斯，2011）。模式匹配和机器学习方法是被用于医学文本之间关系抽取的常用方法（普拉贾帕提、西瓦库玛，2019）。模式匹配的关系抽取方法涉及专家基于语法分析制定相关规则，用于匹配要抽取的关系（赫斯特，1992；邱生 等，2002；李峰 等，2020）。然而，这种关系抽取的方法通常召回率较低。宋敏、金文昌和李东（2015）执行了一个综合的文本挖掘系统，基于多种规则抽取 Medline 数据库的医学文献中的多种关系。邱生等（2002）开发了一个用语法分析树构建图模式，匹配句子中因果关系的系统，进而将其用于抽取 Medline 数据库的医学文献中与疾病相关的因果关系。此外，支持向量机和核函数的方法也被应用于生物医学领域中的关系抽取。彭勇等（2016）用支持向量机的丰富特征从 PubMed 文献的标题和摘要中进行化学物质和疾病之间的关系抽取。布内斯库和穆尼（2005）创新地应用核函数的方法抽取蛋白质之间的关系交互。弗伦扎和英克潘等（2010）用多种机器学习方法从 Medline 数据库的医学文献的标题和摘要中抽取了疾病和治疗之间的三种语义关系：治疗、预防和副作用。朱祖纳等（2010）研究了出院摘要中的语义关系分类，定义和抽取与患者有关的医学问题（疾病、症状、检查和治疗）中的关系，在关系分类中取得了较好的效果。上面提到的这些研究中的关系抽取语料几乎都来自结构化程度较高的文本，例如电子病历（阿尔吉 等，2019；李峰、于华，2019）、出院摘要（帕特尔、坦瓦尼，2019；唐勇 等，2019；朱祖纳 等，2010）、医学文献摘要（阿尔吉 等，2019；彭勇 等，2016）等。然而，很少有学者研究如何从在线健康社区的问答文本中抽取疾病、症状和检查之间的关系。

机器学习的关系抽取方法需要一定的领域知识和大量的人工设计特征，因此需要较高的人工成本（李峰 等，2020）。而深度学习方法能够自动在关系分类中提取特征，因此可以省去大量的人工活动，在许多关系抽取的任务中可以取得较好的效果。索彻等（2012）用递归神经网络（recurrent neural network，RNN）在三种不同的关系分类（预测细粒度的情感分布、电影评论中情感分类、因果关系分类）上取得了较好的效果。曾东等（2015）应用远程监督的分段卷积神经网络（convolutional neural networks，CNN）在 NYT 语料上进行关系分类，取得了较好的效果。桑托斯、向斌和周兵（2015）使用一个新的分段排名损失函数的分类排名 CNN（classification ranking CNN）在 SemEval-2010 任务 8 上做关系分类，取得了很好的效果。周莎莎（2016）使用基于注意力机制的长短期记忆单元模型在关系分类任务上取得了良好的效果。也存在对 LSTM 进行改进的模型如 GRU 进行关系分类的。如李峰等（2018）使用门递归单元（gate recurrent unit，GRU）在 BioNLP'16 生物医学文献语料上抽取细菌群落活动的关系，结果证实了 GRU 模型的有效性。平格等（2019）使用深度学习（a feed forward neural network，前馈的神经网络）进行关系抽取以提高情报网络的安全性，通过关系抽取创建了很多网络安全文本的三元组，补充和完善了网络安全知识图谱。然而，很少有学者研究如何使用深度学习技术从口语化程度较高、结构化程度较低的在线医患问答健康社区的文本中抽取疾病、症状和检查之间的关系。

有关在线健康社区的研究多集中在主题分析、情感分析、帖子分类、医生的服务收费、从城市到农村地区的价值创造等方面（陈林 等，2019；科汉、杨苏、耶茨，2017；高嘉 等，2016；郝欢 等，2017；张艳丽，2020）。也存在少量对在线健康社区的文本进行关系抽取的研究。例如使用MdeDRA（medical dictionary for regulatory activities，监管活动医学词典）和SpanishDrugEffectDB，从在线健康社区中抽取药物和效果之间的关系（马丁内斯 等，2016）。埃夫季莫夫等（2017）使用基于规则的方法从在线健康网站抽取饮食推荐的知识。然而，关于疾病诊断的医学实体间的关系抽取大部分仍基于用语相对专业，标准化、结构化程度较高的语句。例如电子病历（阿尔吉 等，2019；李峰、于华，2019）、出院摘要（帕特尔、坦瓦尼，2019；唐勇 等，2019；朱祖纳 等，2010）、医学文献摘要（阿尔吉 等，2019；彭勇 等，2016）等规模较小的语料，知识获取的结果也比较有限，其关系抽取的结果在用词口语化、结构化程度较低的大样本语料上的应用不是很理想。然而，在线健康社区被人们广泛使用，数以万计的用户每天产生海量的医患问答数据。如果这些数据能够被很好地利用起来，同时，有价值的知识能够被抽取出来，将会使这些零碎的知识发挥最大的价值。知识抽取获得的疾病、症状和检查之间的关系对于补充、完善和更新现有医学知识库，帮助用户获得医学知识和辅助医生临床诊断都具有重要的意义。

第三节　关系抽取的关键技术

关系抽取模型用到的关键技术有文本的词向量表示、Bi-LSTM+CRF实体识别技术以及 BiGRU 网络和注意力机制的关系分类。具体介绍如下。

一、文本表示和词嵌入向量

词嵌入向量是词的分布式表示，在 2001 年由 Hinton（辛顿）提出。它通过映射语料中的每一个词到一个低维向量，包含了丰富的语义信息，考虑了词的上下文语义环境（帕卡纳罗、辛顿，2001）。句子中的词语在进入关系分类前用词嵌入表示。本书使用在线健康社区中医患问答数据和数以万计的医学文献以及医学电子书中的文本进行词嵌入向量的训练，它们包含了丰富的生物医学领域的医学实体，最终通过训练得到的词向量包含了丰富的生物医学语义信息。在关系分类任务中，靠近要抽取的三元组实体的词语能够更清楚地表明两个实体之间的关系。因此，为了更清楚地表明关系抽取中的语义关系，本书使用位置嵌入来度量每个词语到目标实体1以及目标实体2的相对距离。位置嵌入向量由 Zeng 等在 2014 年提出（曾东 等，2014）。距离被转化为一个偏移值。此处以下面的句子为例进行说明：

[胸痛]$_{symptom}$是［心血管疾病］$_{disease}$的一种常见症状。

在这个句子中，"是"到目标实体1"胸痛"的相对距离是-1，到目标实体2"心血管疾病"的相对距离是1。相对距离被映射到一个低维向量，并且被初始化。最后获得的位置嵌入向量被结合到前面的词嵌入向量中。

二、实体识别

笔者以 ICD10 为标准的疾病、症状和检查词典为基础，并进行词典补充后，先用字典匹配对医患问答数据进行症状、疾病和检查的实体识别，对识别出的实体进行实体标注，然后对词典未能识别的实体进行人工 BIO 标注，采用双向长短期记忆网络和条件随机场相结合（Bi-LSTM+CRF）的方法对标注数据进行训练，建立实体识别模型。

（一）双向长短期记忆网络 Bi-LSTM

霍克赖特和施米德胡贝（1997）首次提出用 LSTM（long short-term memory，长短期记忆）单元来克服梯度消失的问题。它的主要思想是引入一种自适应门控机制，该机制确定 LSTM 单元保持先前状态并记忆当前数据输入的提取特征的程度。LSTM 是一种特殊的神经网络，它能够处理任意长度数据，并且能对序列元素之间的依赖关系建模（即使它们相距很远）。LSTM 单元的输入是向量 x_1，x_2，…，x_T 是长度为 T 的序列；它通过应用在训练阶段学到的非线性变换，产生等长向量 h_1，h_2，…，h_T 的输出序列；每个 h_t 被称为第 t 个 token 的 LSTM 激活。相关计算公式如下：

$$i_t = \sigma(W_{xi}x_t + W_{hi}h_{t-1} + W_{ci}c_{t-1} + b_i) \tag{3.1}$$

$$c_t = (1 - i_t) \odot c_{t-1} + i_t \odot tanh(W_{xc}x_t + W_{hc}h_{t-1} + b_c) \tag{3.2}$$

$$o_t = \sigma(W_{xo}x_t + W_{ho}h_{t-1} + W_{co}c_t + b_o) \tag{3.3}$$

$$h_t = o_t \odot tanh(c_t) \tag{3.4}$$

上式中所有 W_s 和 b_s 都是训练参数，σ 表示对元素的 σ 函数，$\odot$ 是元素的点乘积。如果 LSTM 仅在一个方向上进行输入处理，那么编码对序列中较早出现的元素存在依赖性。作为此问题的补救措施，同时整合前向和后向的信息，格雷夫斯和施米德胡贝（2005）提出在相反的方向上使用另一个 LSTM 对序列进行处理。该处理考虑了文本后面序列中元素的后向依赖性，用双向方法扩展 LSTM，这样产生的神经网络被称为双向 LSTM（BiLSTM）。它允许网络中存在双向的链接，两种独立的隐藏状态 $\overrightarrow{h_t}$ 和 $\overleftarrow{h_t}$ 分别被用于表示前向和后向序列。最后，本书通过隐藏层 f_1 组合了前向和后向的 LSTM 特征，最终输出隐藏层 h_t 的计算公式如下：

$$h_t = tanh(w_f[\overrightarrow{h_t}; \overleftarrow{h_t}] + b_f) \qquad (3.5)$$

而 $\overrightarrow{h_t}$ 是前向的 LSTM，$\overleftarrow{h_t}$ 是后向的 LSTM。W_f 和 b_f 表示隐藏层 f_1 中的权重矩阵和偏差向量。最后将捕获前向和后向信息的输出特征表示 h_t 输入 CRF 层。

（二）条件随机场 CRF

对于序列标记（或一般结构化预测）任务，考虑邻域中标记之间的相关性，并共同解码给定输入句子的最佳标记序列是有益的。本书使用条件随机场 CRF 共同为标签序列建模（拉弗蒂、麦卡勒姆、佩雷拉，2001），而不是独立解码每个标签。

对于输入句子 $x = x_1, \cdots, x_T$，相应的隐藏序列 $h = h_1, \cdots, h_T$ 由上述神经网络输出。研究中考虑分数矩阵 $f_\theta([h]_1^T)$ 和 θ 是 CRF 的模型参数。在矩阵 F 中，元素 $f_{i,t}$ 表示第 t 个带有第 i 个标签单词的得分，引入转移评分 $[A]_{j,k}$（也是模型参数）来模拟从第 j 个标签到第 k 个标签的转移。句子的分数 $[x]_1^T$ 以及标记序列 $[y]_1^T$ 的分数是通过将转移分数和网络输出分数相加来计算的。其计算公式如下：

$$S([x]_1^T; [y]_1^T) = \sum_{t=1}^{T} (A_{yt-1, yt} + f_{yt, t}) \qquad (3.6)$$

给定句子 x，一个标记序列 y 的条件概率通过下面的式子定义：

$$P(y|x) = \frac{exp([x]_1^T; [y]_1^T)}{\sum_{y' \in Y(x)} exp([x]_1^T; [y]_1^T)} \qquad (3.7)$$

其中 $Y(x)$ 表示句子 x 的所有可能的标签序列。

对 $\hat{y} \in y(x)$ 的最高得分的标签序列是句子 x 的预测序列：

$$\hat{y} = \underset{y \in Y(x)}{argmax} P(y|x) \qquad (3.8)$$

对于 CRF 模型，采用维特比算法可以有效地解决译码问题。

三、BiGRU 和注意力机制

赵凯、梅里恩布尔和巴达瑙（2014）提出了门递归单元 GRU（gated recurrent unit），它合并了 LSTM 的遗忘门和输入门作为一个更新门，因此 GRU 只有更新门和重置门。LSTM 架构善于处理文本序列的关系分类和机器翻译等。而 GRU 简化了 LSTM 模型（本吉奥、弗拉斯科尼，1994；李峰等，2018），并且比 GRU 执行得更加有效，如图 3.1 所示。更新门 z_t 决定了之前状态的信息需要被遗忘的程度以及新的记忆单元的内容需要被添加的程度。重置门 r_t 控制忽略了之前隐藏状态的程度以及当前的输入。同时，GRU 合并了隐藏状态到单元状态。在 t 时刻，更新门、重置门和单元状态的计算如下：

$$z_t = \sigma(W_z \cdot [h_{t-1}, x_t]) \tag{3.9}$$

$$r_t = \sigma(W_r \cdot [h_{t-1}, x_t]) \tag{3.10}$$

$$\widetilde{h_t} = tanh(W \cdot [r_{t-1} \times h_{t-1}, x_t]) \tag{3.11}$$

$$h_t = (1 - z_t) \times h_{t-1} + z_t \times \widetilde{h_t} \tag{3.12}$$

其中，σ 是 sigmoid 逻辑函数，$\widetilde{h_t}$ 是新的记忆单元内容，从 h_{t-1} 中获得；h_t 是新的单元状态，x 是当前输入。

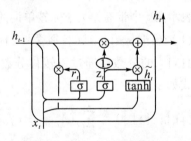

图 3.1　GRU 结构模型

BiGRU 模型由前项和后项两个 GRU 网络组成。矩阵 H：$[h_1, h_2, \cdots, h_t]$ 代表输出向量组成的矩阵，$D \in R^{d\omega \times T}$，$T$ 是句子的长度，在 t 时刻，通过双向 GRU 网络的词向量输入为：

$$H = \frac{D_f^{<t>} + D_b^{<t>}}{2} \tag{3.13}$$

其中，f 和 b 分别代表前向和后向的 GRU 网络。

通过对医患问答语料的分析，笔者发现不同的输入句子在语义关系上对输出关系分类结果的影响是不同的，而句子中的有些词不影响关系分类的结果。而注意力机制在关系分类中可以很好地发挥作用，它可以对句子中对关系分类结果有重要影响的词语分配较高的权重，从而使语义信息在关系分类中能够被充分地获得；它可以对关系分类中影响较低的词语分配较低的权重，使它们在关系分类中的重要性降低。在本书中，在双向的 GRU 网络的基础上，使用字符级和句子级的注意力机制（罗霞、周文、王文，2018；周莎莎，2016），在疾病、症状和检查的关系抽取中更好地获取语义关系，从而取得了更好的关系分类结果。

矩阵 H：$[h_1, h_2, \cdots, h_T]$ 代表通过 BiGRU 层产生的输出向量，T 代表句子的长度。句子的特征向量 r 通过输出向量与权重乘积求和来获得（罗霞、周文、王文，2018）。相关计算公式如下：

$$M = \tanh(H) \tag{3.14}$$

$$\alpha = \mathrm{softmax}(\omega^T M) \tag{3.15}$$

$$\gamma = H\alpha^T \tag{3.16}$$

其中，M 是经过 tanh 激活函数后的状态，α 是获得的注意力权重，γ 是经过权重求和后的输出向量，$H \in R^{d^\omega \times T}$，$d^\omega$ 是词嵌入向量，ω 是经过训练后的参数向量，ω、α、γ 的维度分别是 d^ω、T、d^ω。

最后，经过字符级注意力机制的句子表示被获得：

$$h* = \tanh(\gamma) \tag{3.17}$$

为了避免额外的噪音数据影响关系分类的结果，本书的 2ATT-BiGRU 模型在字符级注意力的基础上，添加了句子级的注意力机制，对真正反映实体间关系的句子安排了较高的权重，而对与关系分类关联不大的句子安排了较低的权重（周莎莎，2016）。集合 S 是覆盖关系实体对的 n 个句子，$S = [x_1, x_2, \cdots, x_n]$。相关计算公式如下：

$$s = \sum_i a_i x_i \tag{3.18}$$

$$a_i = \frac{exp(e_i)}{\sum_k exp(e_k)} \tag{3.19}$$

$$e_i = x_i A r \tag{3.20}$$

s 是句子向量集的权重求和，a_i 是句子级的特征向量，e_i 是一个对输入句子 x_i 评分并预测关系 r 的函数，A 是一个加权的对角矩阵，r 是指示关系 r 的向量。最后，用于关系分类的句子表示通过下面的式子获得：

$$h_s* = \sum_i h^* a_i \qquad (3.21)$$

第四节　关系抽取的模型构建

本书研究医患问答健康社区中的关系抽取，难点主要有以下三点：

一是医患问答语料为中文文本，对于没有间隔的句子，需要先进行分词标记。但医患问答健康社区的文本包含了大量的医学术语或词汇，例如"三尖瓣关闭不全"是疾病名称，分词时应作为一个词语处理，但是普通的分词法将其分为"三尖瓣""关闭""不全"三个词语，再经过词向量和深度学习模型的处理，已体现不出原来的疾病信息，这三个部分变得不相关从而没有意义，因此，加大了实体识别、关系抽取的难度。

二是存在错别字和口语化严重的问题。大部分用户在问答社区上提出的问题都存在口语化严重、专业性和准确度不是很高的问题，增加了实体识别和关系抽取的难度。例如："我有高血压。高血压会引起脚肿吗？我双脚肿了十几天了，刚开始几天下去很多，这两三天一按一个坑，老是消不了肿呢？"

三是医患问答文本的非结构化程度非常高。用户和医生的表达习惯不同，医患问答文本的形式比较随意，没有固定形式，存在很多与关系抽取无关或者关系抽取无法处理的文本。例如："做了二尖瓣钙化手术，费用医保报销吗？"问题中提到了疾病"二尖瓣钙化"，但这与疾病本身无关。医生回复"您好，这种情况是可以报销的，但后期需要到医院定期复查"中并没有提到疾病、症状和检查中的任何实体。还有其他的问答形式，通常只包含疾病、症状和检查中的其中一个实体，虽然实体识别可以识别出这个实体，但是无法进行实体间的关系抽取。

针对医患问答健康社区中关系抽取的这些难点，本书构建了基于深度学习的与疾病诊断相关的关系抽取模型，并总结了与疾病诊断相关的四种关系，分别是：①疾病—有—症状（disease has system, DhSYM）；②疾病—

适合—检查（disease suit test，DsTES）；③症状—适合—检查（system suit test，SsTES）；④其他（Others），即实体间没有关系或关系模糊。疾病症状和检查之间的关系如图3.2所示。在这几种实体中，疾病涉及一种不健康的状态或医生的诊断结果；症状是疾病引起的不舒服的状态；检查是设备或检测项目等用来协助评估或确认健康状况和生理功能的医疗预防、诊断、评估、治疗和跟踪疾病的项目。

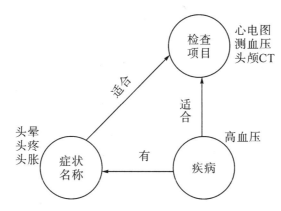

图3.2 疾病、症状和检查的关系抽取

关系抽取任务需要先对问答语料中的数据进行分词，对要识别的实体进行数据标注，执行实体识别任务，然后在实体识别的基础上，进行关系分类任务数据处理、关系标注等，然后通过关系分类模型进行关系分类。本书研究的关系抽取模型设计如图3.3所示。

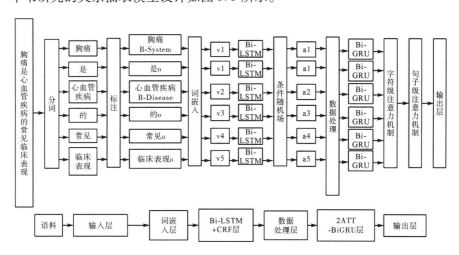

图3.3 疾病诊断的关系抽取模型框架

图 3.3 的模型以"胸痛是心血管疾病的常见临床表现"为例展示了关系抽取框架的几个模块：输入层、词嵌入层、Bi-LSTM+CRF 层、数据处理层、2ATT-BiGRU 层和输出层。前三个模块为采用 Bi-LSTM+CRF 算法进行实体识别所做的工作，后三个模块为 2ATT-BiGRU 算法所做的工作。

一、Bi-LSTM+CRF 实体识别

实体识别阶段经过图 3.3 中的输入层和词嵌入层的处理，然后进入 Bi-LSTM+CRF 层进行实体识别分类。

输入层输入医患问答语料：经过加载自定义词典分词后的文本，以及经过 BIO 标注的语料。采用 BIO 标注体系：未经过词典识别的疾病、症状和检查实体被标注为"B-X""I-X"或"O"。"B-X"表示标注词语在片段的开头，"I-X"表示词语在片段的中间位置，"O"表示不属于任何类型。在本模型中，X 可以表示为疾病（disease）、症状（systom）或检查（test）中的任意一个实体。以疾病症状关系的例子来说，"胸痛是心血管疾病的常见临床表现，建议检查一下，心电图、心脏彩超、心肌酶谱来辅助诊断"，经过 BIO 标注体系后，变为"胸痛（B-Symptom）是（O）心血管疾病（B-Disease）的（O）常见（O）临床表现（O），建议（O）检查一下（O），（O）心电图（B-Test）、心脏彩超（B-Test）、（O）心肌酶谱（I-Test）来（O）辅助（O）诊断（O）。（O）"的形式，其中"胸痛"为症状名称，"心血管疾病"为疾病名称，"心电图""心脏彩超""心肌酶谱"为检查名称。对于问答语料中错别字以及口语化程度较严重的现象，标注时加入人工判断，对错别字以及口语化词语也进行标注，输入模型训练，提高模型对错别字以及口语化语料的处理能力。

词嵌入层：经过分词和实体 BIO 标注后的语料，输入到词嵌入层，输出得到低维向量。本书使用在线健康社区中的医患问答数据和数以万计的医学文献以及医学电子书中的文本进行词嵌入向量的训练，它们包含了丰富的生物医学领域的医学实体，通过词表示模型 Word2Vec 来训练词嵌入向量，最终通过训练得到的词向量包含了丰富的生物医学语义信息，方便 Bi-LSTM+CRF 模型的处理。

在 Bi-LSTM+CRF 实体识别模块中，Bi-LSTM 长短期记忆单元网络可以很好地处理序列数据，根据上下文信息输出实体的不同标签类别的概率，在 Bi-LSTM 后面加入了 CRF，将经过 Bi-LSTM 的输出输入到条件随

机场 CRF，进行了序列标签及规则约束，保证各个实体的输出是规则约束的。如标签 B–System、I–System、I–System……属于症状实体，而没有 CRF 约束的输出有可能输出 I–Test、B–Disease、O，因此无法满足实体识别的需求。Bi–LSTM 加上 CRF 的模型，在实体识别语料的规则学习中具有很高的识别效率，从而保证了实体识别的一致性，提高了实体识别的整体性能和效率。经过命名实体识别，我们得到了下一步关系抽取中的医学实体。实体识别过程如图 3.4 所示。

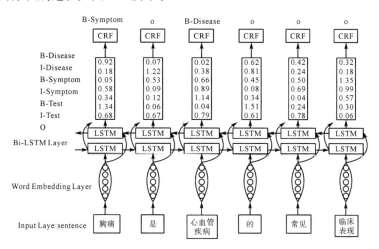

图 3.4　Bi–LSTM+CRF 实体识别过程

在模型中，输入句子经分词后变成"胸痛""是""心血管疾病""的""临床表现"，经过词向量模型 Word2Vec 转变为低维向量输入双向的 LSTM 模型，获取更多的语义信息。但是 Bi–LSTM 没有考虑实体间的规则约束，无法保证正确输出实体序列，因此后面加入条件随机场 CRF，学习规则间的约束，从而保证实体正确输出，为后面的关系抽取奠定基础。

二、2ATT–BiGRU 关系抽取

经过前面的数据预处理、输入层处理、Bi–LSTM+CRF 实体识别后，我们获取到了关系抽取所需的实体，接下来就要完成关系抽取（分类）任务。关系抽取部分包含了图 3.3 中的数据处理层、2ATT–BiGRU 层然后得到输出的关系分类概率。本书构建的基于双注意力机制的双向 GRU 关系抽取框架如图 3.5 所示，该架构是基于之前的研究衍生出来的（李峰 等，2018；周莎莎，2016）。关系抽取框架中主要的模块描述如下。

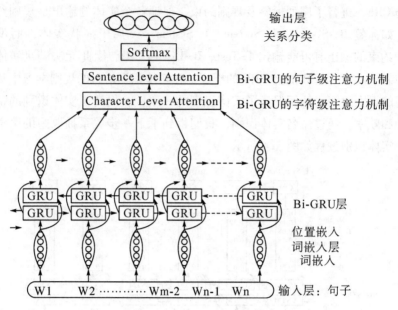

图 3.5　2ATT-BiGRU 模型

我们在实体识别的基础上对数据进行筛选：去除有且只有一种实体，无法构成关系的语句以及两种相同实体的问答语句。在完成数据筛选后，再进行关系标注，标注后的语料为（头实体，尾实体，关系名字，所在问答语料）形式。经过数据筛选和标注后的问答语句，转化词嵌入向量（加入了位置向量），通过 2ATT-BiGRU 模型进行关系分类输出。

输入层：输入医患问答语料的句子，例如带有标注的疾病—有—症状（DhSYM）关系的句子：

胸痛 心血管疾病 DhSYM　[胸痛]$_{symptom}$是 [心血管疾病]$_{disease}$的常见临床表现。

词嵌入层：本书用相关领域的词表示模型来训练词嵌入向量，经过句子分词和标注的语句用词嵌入向量表示，并与位置嵌入向量连接起来获得更多的语义信息。

BiGRU 层：低维向量在双向（前向和后向）的 GRU 网络中被训练，从而获得含有更多语义特征的多维向量。

字符级注意力机制：通过函数产生一个权重向量，通过句子表示矩阵乘以该权重向量从而获得对于字符级注意力机制的句子表示。

句子级注意力机制：在字符级注意力机制的基础上，本书引入了句子级的注意力机制，它为真正反映关系分类的句子安排一个较高的权重，而对噪音句子安排一个较低的权重。

输出层：本书把关系抽取当成一个关系分类任务。被赋予字符级和句子级注意力机制的句子经过 softmax 函数被分类，并输出实体对关系类型的预测概率：

$$\hat{P}(y \mid S) = softmax(W^{(s)} h_s * + b^{(s)} \tag{3.22}$$

$$\hat{y} = argmax \hat{P}(y \mid S) \tag{3.23}$$

以上面的句子为例，在句子中，实体 1 是"胸痛"，实体 2 是"心血管疾病"。输入句子的词语表示被转换为词嵌入向量和位置向量，经过 BiGRU 网络以及注意力机制的权重分配，实体对之间的关系经过 softmax 函数被分类，最终关系分类模型获得这两个实体之间关系类型的最大概率是"疾病—有—症状（DhSYM）"的关系。为了避免在关系分类自动抽取特征的过程中损失重要信息，前面构建的 2ATT-BiGRU 模型被应用到在线健康社区医患问答数据的关系抽取任务中，模型结合了字符级和句子级的注意力机制到 BiGRU 网络，其中，注意力机制考虑了输入句子和输出句子之间的关联。BiGRU 网络在自动抽取特征的过程中获得了更多的语义信息，因此该模型可以提高关系分类模型的准确性和稳定性。

为了评估实验结果，本书采用机器学习评估通用的定义：预测结果和标注值一致为 1，不一致为 0。使用 F 值（F-score）、R（Recall）和 P（Precision）评估实验结果，它们的计算公式如下：

$$P = \frac{TP}{TP + FP} \tag{3.24}$$

$$R = \frac{TP}{TP + FN} \tag{3.25}$$

$$F - score = \frac{2 * P * R}{P + R} \tag{3.26}$$

其中，TP 代表真正例，FP 代表假正例，FN 代表假负例。

对于模型的整体表现，本书采用 macro-average 来评估，定义如下：

$$macro\ P = \frac{\sum_c TP(c)}{\sum_c TP(c) + \sum_c FP(c)} \tag{3.27}$$

$$macro\ R = \frac{\sum_c TP(c)}{\sum_c TP(c) + \sum_c FN(c)} \tag{3.28}$$

$$macro\ F\text{-}score = \frac{2 * microP * microR}{microP + microR} \tag{3.29}$$

第五节 实验设置和结果讨论

本节进行关系抽取的实验，实验经过了以下流程：

（1）数据处理：对医患问答语料进行数据清洗、分词、标注和词向量转化。

（2）实体识别：将语料按照 3∶1 的比例分为训练集和测试集，经过训练得到实体识别模型的参数，在测试集上经过十折交叉验证得到实体识别效果。

（3）数据再处理：已完成实体识别的语料经过筛选、标注得到关系抽取格式的语料。

（4）关系抽取：将关系抽取准备好的语料按照 3∶1 的比例分为训练集和测试集，训练语料输入关系抽取框架模型，得到关系抽取模型的参数，在测试集上经过十折交叉验证得到关系抽取结果。

一、数据描述

本书的研究语料来自有问必答网，它是中国最流行的医患问答在线健康社区之一。笔者使用 python 爬虫程序获取了该网 2014—2016 年三年间 520 多万用户超过 1 600 万条的医患问答线程数据。问答数据如图 3.6、图 3.7 所示，并对数据进行了清洗等预处理工作。

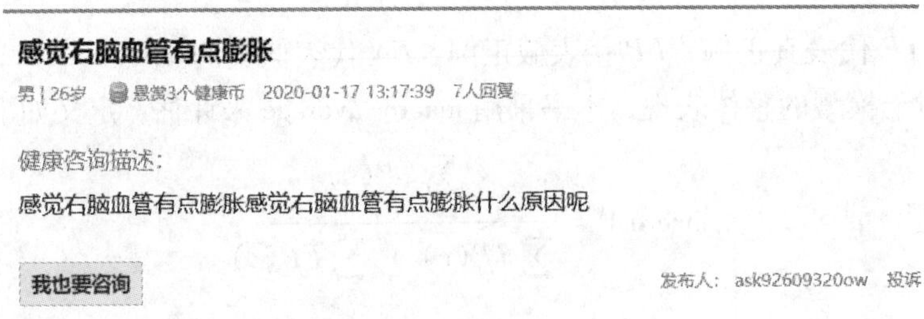

感觉右脑血管有点膨胀

男 | 26岁　悬赏3个健康币　2020-01-17 13:17:39　7人回复

健康咨询描述：
感觉右脑血管有点膨胀感觉右脑血管有点膨胀什么原因呢

我也要咨询　　　　　　　　　　　　发布人：ask92609320ow　投诉

图 3.6　用户提问

新汶矿业集团有限责任公司协庄煤矿医院　副主任护师

擅长：心肌梗死，冠心病，心绞痛，心源性哮喘，慢支，肺气肿

免费提问　❓帮助网友：3183

微信扫一扫，随时问医生
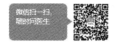

2020-01-17 13:19:38　我要投诉

病情分析：
　　你好，根据你描述的情况，建议您去医院做头颅ct头颅多普勒的检查，明确诊断，排除脑血管的问题，注意监测一下血压的情况。
指导意见：
　　平时注意休息，避免劳累，避免熬夜，生活作息有规律，不要长时间低头工作或看手机。三餐规律，膳食营养均衡，保证充足睡眠。注意保暖，避免受凉感冒。控制血压，血脂，血糖在正常范围。

图 3.7　医生回复

（一）实体识别的标注集

以心血管疾病为例，笔者随机挑选了与心血管疾病相关的问答数据 10 000 条，对医患问答数据先以词典为基础标注症状、疾病和检查，进行实体识别，用到的词典症状是以 ICD10 为标准的疾病、症状和检查词典。在基于词典的实体识别过程中，本书加入搜狗医学词典，以及通过爬虫获取的疾病、症状和检查实体，对原有的 ICD10 词典进行了补充和完善。对于词典没有识别的实体，笔者进行了人工疾病诊断相关的实体标注。笔者采用让两个经过培训的专业人员分别独立用 BIO 方式进行标注，之后第三人进行审核确认的方法，对疑问数据进行确认后再次正确标注或删除分歧较大的数据。

在 BIO 标注中，B 为实体头部，I 为实体其他部分，O 为非实体。在疾病症状和检查的实体中，语料中存在 B-Disease、I-Disease、B-System、I-System、B-Test、I-Test 和 O 共 7 个标注分类。根据实体出现的数量不同，标注的结果也不同。对标注好的语料按照 3∶1 的比例划分训练集和测试集，标注示例见图 3.8，标注统计如表 3.1 所示。

建议 O 你 O 及时 O 到 O 医院 O 的 O 外科 O 或者 O 乳腺 O 专科 O 进行 O B 超 B-Test 和 O 钼靶检查 B-Test 等 O 来 O 进行 O 诊断 O 和 O 治疗 O。O 问题 O 分析 O：O 脉管炎 B-Disease 是 O 一 种 O 血管 B-System 病变 I-System O，O 跟 O 感染 B-System、O 动脉粥样硬化 B-System、O 肥胖 B-System、O 高血糖 B-System、O 饮食 O、O 年龄 O 等 O 有关 O，O 可以 O 出现 O 肢体麻木 B-System、O 感觉减退 B-System、O 肢体 疼痛 B-System 等 O 的 O，O 还是 O 要 O 及时 O 处理 O 意见 O 建议 O：O 在 O 治疗 O 期间 O 不要吃 O 辛辣 O、O 刺激性 O、O 煎炸 O、O

图 3.8　与疾病诊断相关的 BIO 标注示例

表 3.1   与疾病诊断相关的实体标注统计   单位：条

种类	数量
B-Disease	35 472
I-Disease	14 628
B-Symptom	22 563
I-Symptom	9 983
B-Test	16 528
I-Test	7 421

（二）关系抽取的标注集

在对医患问答数据执行实体识别后，四种类型的关系被标注，进而被用于模型的训练、测试和预测。这四种关系分别是：①疾病—有—症状（DhSYM）；②疾病—适合—检查（DsTES）；③症状—适合—检查（SsTES）；④其他（Others），即实体间没有关系或关系模糊。

对于非结构化的医患问答数据，由于没有足够的标注数据，本书尝试使用 Bootstrapping 迭代抽取方法去获取实体对之间更多的种子关系和种子模式，如图 3.9 所示。Bootstrapping 方法具有召回率高、精度低的特点，容易出现语义漂移的现象，因此需要对模式进行控制。本书使用 Bootstrapping 方法寻找要抽取的疾病、症状和检查之间的关系。对于 Bootstrapping 的结果，经过人工审核后，实体对之间的关系被标注作为本章关系抽取的实验语料，进而将 2ATT-BiGRU 模型用于关系分类的训练和预测。其中，Bootstrapping 算法通过对有限样本的重复多次采样，进而重新获得众多能够代表母体样本分布的新样本。

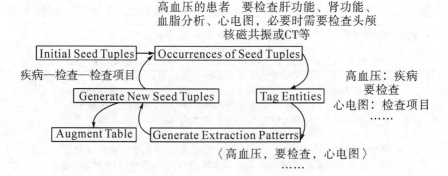

图 3.9   基于 Bootstrapping 的关系抽取过程

在本书的研究中，以有问必答网医患问答数据中的心血管疾病为例来进行训练和测试。在通过爬取获得的三年医患问答数据中，心血管疾病的数据来自 46 673 个用户产生的 520 966 条医患问答线程。本书标注了其中的 8 820 个关系实体对，并根据 3 : 1 的比例将它们划分为训练集和测试集。标注示例如图 3.10。训练集被输入模型用于模型训练，然后获得模型的参数，最终在测试集上获得了实验结果。实验中的标注数据如表 3.2 所示。

风心病	呼吸困难	DhSYM	问题分析：您好，呼吸困难只是一个症状，呼吸困
冠心病	呼吸困难	DhSYM	问题分析：您好，呼吸困难只是一个症状，呼吸困
高心病	呼吸困难	DhSYM	问题分析：您好，呼吸困难只是一个症状，呼吸困
先心病	呼吸困难	DhSYM	问题分析：您好，呼吸困难只是一个症状，呼吸困
动脉粥样硬化	脑电图	DsTES	问题分析：您好，怀疑您是脑血管疾病，可由心血
心源性栓塞	颅脑CT	DsTES	问题分析：您好，怀疑您是脑血管疾病，可由心血
动脉粥样硬化	脑电图	DsTES	问题分析：您好，怀疑您是脑血管疾病，可由心血
心源性栓塞	颅脑CT	DsTES	问题分析：您好，怀疑您是脑血管疾病，可由心血
冠心病	胸闷	DhSYM	问题分析：冠心病及血脂高的病变发生，多因过度
冠心病	心慌	DhSYM	问题分析：冠心病及血脂高的病变发生，多因过度
冠心病	心律失常	DhSYM	问题分析：冠心病及血脂高的病变发生，多因过度
冠心病	心电图	DsTES	问题分析：冠心病及血脂高的病变发生，多因过度
冠心病	心肌酶普	DsTES	问题分析：冠心病及血脂高的病变发生，多因过度
乳腺增生	乳腺彩超	DsTES	指导意见：你好根据你的描述你的情况有可能是肌
心室肥大	64排CT	DsTES	指导意见：你好冠脉粥样硬化会造成心室肥大但心
心室肥大	心脏彩超	DsTES	指导意见：你好冠脉粥样硬化会造成心室肥大但心
器质性心脏病	室性早搏	DhSYM	问题分析：您好，室性早搏是常见的心律失常，有
高血压	室性早搏	DhSYM	问题分析：您好，室性早搏是常见的心律失常，有
冠心病	室性早搏	DhSYM	问题分析：您好，室性早搏是常见的心律失常，有
室性早搏	动态心电图	SsTES	问题分析：您好，室性早搏是常见的心律失常，有
胸闷气短	胸透	SsTES	指导意见：胸闷气短的原因有很多，心血管疾病或
胸闷气短	心电图	SsTES	指导意见：胸闷气短的原因有很多，心血管疾病或

图 3.10　疾病诊断关系标注示例

表 3.2　语料中疾病诊断的标注关系统计　　单位：条

类别	DhSYM	DsTES	SsTES	Others	Total
训练集	4 241	1 086	673	618	6 618
测试集	1 414	362	224	202	2 202

二、实验设置和结果分析

本实验使用 Python3 程序语言和 Tensorflow 框架进行实体识别和关系抽取。在实体识别中，采用 Bi-LSTM+CRF 方法对标注数据按照 3 : 1 的比例分为训练集和测试集，进行训练和参数调试，得到实体识别模型的参数，然后在测试集上经过十折交叉验证得到实体识别的结果。由于深度学习技术具有不需要人工设计特征的优点，因此，本书使用 Bi-LSTM+CRF 方法进行模型训练，参数设置如表 3.3 所示。

表 3.3　实体识别模型的参数

参数	取值	参数含义
词嵌入向量	300	文本通过 Word2Vec 模型转化的词向量维数
batch size	64	模型训练的批处理参数
epoch	20	所有样本数据被计算一次成为一个 epoch
隐藏层节点数	300	记忆和存储过去状态的节点个数
学习率	0.001	决定目标函数能否收敛以及何时收敛到最小值的参数
dropout	0.5	以一定概率禁用网络中的一部分神经元
实体识别模块条件随机场	True	是否运用条件随机场

最终在测试集上进行实体识别分类的表现效果如表 3.4 所示。经过实体识别后，总体 F 值达到了 91.15%，识别出的结果可以被直接用于下一步的疾病诊断的关系抽取。

表 3.4　疾病诊断实体识别结果　　　　　　　　单位:%

类别	P	R	F
疾病	92.28	91.55	91.91
症状	89.27	86.06	87.64
检查	93.72	95.32	94.51
总体	92.10	90.21	91.15

在关系抽取中，对标注数据按照 3∶1 的比例分为训练集和测试集。本书采用 2ATT-BiGRU 序列模型对语料进行训练和参数调试，得到关系抽取模型的参数，在测试集上经过十折交叉验证得到关系抽取的结果。最终关系分类结果取最大关系分类概率的类别。本书依据经验在合理的范围内调试参数，执行超参数训练过程：词向量的维度 $\in$(100, 200, 300)；batch size $\in$(32, 64, 128)；epoch $\in$(10, 20, 30)；隐藏节点数 $\in$(120, 240, 360)；学习率 $\in$(0.0005, 0.001, 0.002)；dropout $\in$(0.3, 0.5, 0.8)。本书获得最佳结果的参数设置如表 3.5 所示。关系分类每一个参数的效果如图 3.11 所示。词嵌入维度、epoch 和学习率与关系分类结果之间显示了正向

的关联关系，batch size 和 dropout 与关系分类结果之间显示了负向的关联关系，隐藏节点数据与结果之间的关系不明朗。

表3.5　关系抽取模型的参数

参数	取值	参数含义
词嵌入向量	200	文本通过 Word2Vec 模型转化的词向量维数
位置嵌入向量	50	每个词相对于目标实体 1 和目标实体 2 的相对位置转化后的维度
batch size	64	模型训练的批处理参数
epoch	30	所有样本数据被计算一次成为一个 epoch
隐藏层节点数	240	记忆和存储过去状态的节点个数
学习率	0.002	决定目标函数能否收敛以及何时收敛到最小值的参数
dropout	0.5	以一定概率禁用网络中的一部分神经元

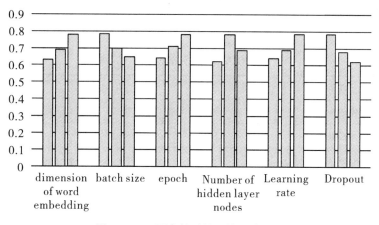

图3.11　不同参数对结果的影响效果

本书 2ATT-BiGRU 模型的关系抽取结果如表3.6所示。从表3.6中可以看到，疾病有症状的关系分类结果达到了 86.11%，疾病适合检查的关系分类结果达到了 79.37%，症状适合检查的关系分类结果达到了 73.57%。由于语料中不同类型的关系在标注数量上存在差异（需要处理数据不平衡问题），以及不同类型关系的分类的困难程度不尽相同，因此不同类型关系分类的结果存在差异。

表 3.6　2ATT-BiGRU 模型在测试集上的表现结果　　　　　单位:%

类别	P	R	F
DhSYM	86.31	85.92	86.11
DsTES	80.25	78.51	79.37
SsTES	75.82	71.45	73.57
Others	79.72	76.89	78.28
Total	81.35	78.89	80.10

为了验证模型的有效性和可行性，本书将 2ATT-BiGRU 模型的实验结果同其他表现优异的模型在本书研究语料中的表现结果进行了对比，结果如表 3.7 所示。其中 Baseline 是 LSTM，对比的其他几个系统分别是 GRU、BiGRU-CharLevel（结合了字符级注意力机制的 GRU 模型）、BiGRU-SentLevel（结合了句子级注意力机制的 GRU 模型）。使用十折交叉验证，在本语料上进行训练和测试，最终各个模型在测试集上获得的结果如表 3.7 所示。

表 3.7　关系分类结果　　　　　单位:%

类别	P	R	F
LSTM（Baseline）	68.90	70.75	69.81
GRU	72.92	70.55	71.72
BiGRU-CharLevel	75.62	73.25	74.42
BiGRU-SentLevel	72.72	71.71	72.21
2ATT-BiGRU	81.35	78.89	80.10

从表 3.7 中可以看到，根据实验结果，同其他模型对比后可以发现，本书的 2ATT-BiGRU 模型无论在精度、召回率和 F 值上都取得了良好的效果：精度达到了 81.35%、召回率达到了 78.89%、F 值达到了 80.10%。同 Baseline（LSTM 模型）对比，本书的 2ATT-BiGRU 模型比 Baseline 高了 10 多个百分点。

本书提出的关系分类模型具有显著的优势。如对于这样的例子："胸闷是一种自觉胸部闷胀及呼吸不畅的感觉，轻者可能是神经官能性的，即心脏、肺的功能失去调节引起的。意见建议：经西医诊断无明显的器质性病变；重者为心、肺二脏的疾患引起，可由冠心病、心肌供血不足，或慢性支气管炎、肺气肿、肺心病引起，建议查心肌酶谱、心电图等看看。"对于实体"冠心病"和"胸闷"之间的关系，本书研究的 2ATT-BiGRU 关系分类模型能成功分类出预测概率最大的关系是疾病—有一症状（Dh-SYM）的关系，而使用经典的 LSTM、GRU、BiGRU-CharLevel、BiGRU-SentLevel 均将二者分类为"Others"，即认为二者之间没有关系或关系模糊。相比于 LSTM、GRU 模型，本书研究模型中的双向 GRU 网络能够获取到更多的语义信息，因此表现更好；相比于 BiGRU-CharLevel、BiGRU-SentLevel 模型，本书研究的 2ATT-BiGRU 模型中同时加入了字符级的注意力机制和句子级的注意力机制，因此能够对在关系分类中起重要作用的词语或语句分配较高的权重，从而使得关系分类的结果更加准确。

（一）注意力机制的影响

在使用注意力机制之前，所有的隐藏状态被平等对待，这样是不合理的。一些词或句子在关系分类中发挥了重要的决策作用，因而在关系分类决策中应该被分配较高的权重；而有些词或句子在关系分类中不太重要，因而应该被分配较低的权重，从而使得关系分类的结果更加精确。因此，使用字符级和句子级注意力机制的权重分配能够在关系分类中发挥重要的作用。从表 3.7 的实验结果可以看到，使用双注意力机制的 2ATT-BiGRU 模型比没有使用注意力机制的 GRU 模型整体表现提高了 8 个多百分点；比仅使用字符级注意力机制的 BiGRU-CharLevel 模型高了 5 个多百分点；比仅使用句子级注意力机制的 BiGRU-SentLevel 模型高了接近 8 个百分点。这显示了使用字符级和句子级双重注意力机制的 2ATT-BiGRU 模型在关系分类中更加有效。

（二）GRU 框架的影响

GRU 模型简化了 LSTM 模型，因此执行起来更加有效。从表 3.7 的结果中可以看出，GRU 模型的整体表现比 Baseline（LSTM）高了近 2 个百分点。本书研究使用双向的 BIGRU 模型，并且加入了字符级和句子级的注意力机制，在 Baseline 模型的基础上，F 值逐渐增加。其中，字符级的注意力机制显得更加有效。从实验的结果可以看出，2ATT-BIGRU 框架比 LSTM 模型在特征发现和关系分类上表现得更加有效，这主要应归因于使用注意力机制和简化的 GRU 框架。

三、2ATT-BiGRU 模型的应用

本书从有问必答网上与心血管疾病相关的医患问答数据中随机挑选了一些例子，用 2ATT-BiGRU 模型进行实体对之间的关系预测，获得的结果如表 3.8 所示。从表 3.8 中可以看到，本书的 2ATT-BiGRU 模型在关系分类上发挥了很好的预测作用。因此，它可以被用来进行在线健康社区中与疾病相关的知识抽取，进而补充和完善现有的与医疗健康相关的知识库。

表 3.8　医患问答数据中一些标注的例子和预测结果

头实体	尾实体	问答线程中的句子	真实关系	排名前三的预测概率
冠心病	胸闷心悸	根据你的描述，是冠心病所致。有胸闷心悸等表现，严重时表现为心绞痛，在没发作时心率大约为 70~100，发作的情况下心率加快。意见建议：平时可以使用阿司匹林、美托洛尔等治疗。有心绞痛时用硝酸甘油舌下含服缓解。有条件的话可行冠状动脉搭桥术。祝您健康	DhSYM	1. DhSYM（0.965 542） 2. SsTES（0.268 821） 3. DsTES（0.112 534）
高血压	心电图	指导意见：胸口痛最常见的原因就是心绞痛，心绞痛的最多见的原因是高血压或冠心病，服硝酸甘油可以缓解疼痛。可以去医院做个心电图以明确是不是心绞痛，同时要找出引起心绞痛的原因，对症治疗	DsTES	1. DsTES（0.993 126） 2. SsTES（0.134 683） 3. DhSYM（0.039 617）
踝骨外侧肿胀	下肢彩超	请问踝骨外侧肿胀确定有没有外伤史？有没有晚上加重、早上减轻的情况？踝关节活动怎样？要是没有外伤史，踝关节活动正常，就你所说来看，考虑静脉血栓可能，可行下肢彩超明确一下	SsTES	1. SsTES（0.896 217） 2. DhSYM（0.425 683） 3. Others（0.164 729）
心血管疾病	贫血	头晕的症状涉及众多疾病，如心血管疾病、骨科疾病等，还有可能其他因素导致如贫血、低血糖等。意见建议：目前为止还不能对你的疾病进行定位，建议去医院测一下血压、血糖，做个脑 CT，平时多加锻炼，注意休息	Others	1. Others（0.889 711） 2. DhSYM（0.345 642） 3. SsTES（0.168 243）

以心血管疾病中的高血压为例，最终的疾病、症状和检查之间的关系抽取结果如图 3.12 所示。

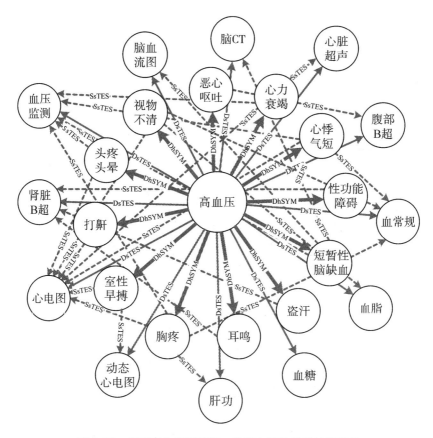

图 3.12 疾病高血压和症状、检查之间的关系抽取结果

高血压关联到多个症状和检查。两实体之间的连线代表了实体对之间的关联。症状和检查关联于高血压，同时还可能关联于其他实体，一些症状关联于其他的疾病和其他的检查。以胸痛为例，症状、疾病和检查之间的关系如图3.13所示。

本书的关系抽取模型能够从医患问答在线健康社区中不断捕获新的不断更新演化的知识，因此可以不断巩固和完善现有的医疗健康知识库。因此，本书的疾病诊断相关的知识抽取在补充和完善医学知识库方面具有重要意义。

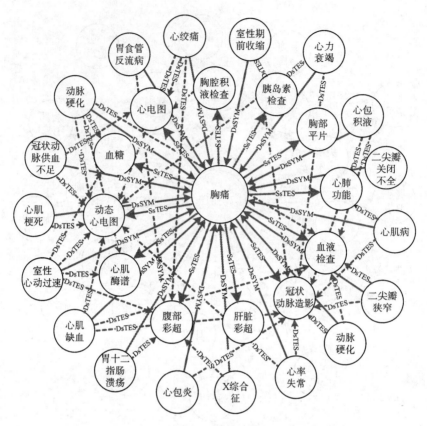

图 3.13　症状"胸痛"和疾病检查的关系抽取结果

第六节　本章小结

　　本书提出了一个基于字符级和句子级注意力机制的 2ATT-BiGRU 关系抽取模型，并将其应用在疾病、症状和检查的关系抽取任务中。该模型通过相关领域的词向量训练以及双向的 GRU 网络获得了重要的生物医学领域的语法和语义信息，并且省去了普通机器学习中复杂的人工设计特征。在最后的结果中，本书研究提出的模型关系抽取总体表现（微平均）分别为精度 81.35%、召回率 78.89%、F 值 80.10%，F 值比 Baseline（LSTM）高了 10 多个百分点。同 Baseline（LSTM 模型）对比，本书的 2ATT-BiGRU 模型比 Baseline 高了 10 多个百分点，实验结果证实了模型的有效性。现有与疾病相关的关系抽取大都基于电子病历、生物医学文献摘要或出院摘要。而本书最大的优势是针对在线健康社区的医患问答语料提出了 2ATT-BiGRU 模型来抽取疾病、症状和检查之间的关系；此外，通过大规模数据集来训练相关领域的词向量，以及双向的 GRU 网络（无须手工设计特征，获取了重要的上下文语法和语义特征）和注意力机制的架构在疾病检查的关系抽取上超越了现有的经典模型，取得了良好的效果。本书关系抽取结果对于不断补充、完善和更新现有与疾病相关的医学知识库，辅助医生诊断具有重要意义。

然而，本书的研究仍然存在改进的空间，例如共指消解，它并没有被应用在疾病、症状和检查的关系抽取任务中。在接下来的研究中，笔者会考虑使用共指消解，最大限度地实现对在线健康社区中与疾病相关知识的抽取。

第四章 疾病用药管理的关系抽取和知识图谱构建研究

从海量的医患问答数据中进行疾病用药管理知识的抽取，是大数据时代人工智能技术对在线健康海量数据进行信息分析的必然趋势。用户特别是生了病正服用相关药物的用户经常会通过在线健康社区提问或搜索疾病用药以及药物效果信息。因此，从在线健康社区中进行疾病用药管理的关系抽取可以获得更多有用的知识。但以往的关系抽取研究大都针对电子病历、出院摘要或医学文献摘要，因此从在线健康社区的大样本数据中进行疾病用药的知识抽取具有重要的意义。

以往生命周期的健康管理大都基于签约的私人医生或者基于居民的电子病历。目前在线健康社区的用户越来越多，随着时间的推移，用户累积留存下来的数据也越来越多，这些疾病询问次数较多的用户为本书提供了一种基于在线健康社区分析用户疾病用药方面生命周期健康管理的可能；根据现有的基于关系抽取的结果和疾病百科知识，可以构建一个基于在线健康社区的知识图谱，补充和完善现有医学知识库，同时也可以更好地为后面的用户知识行为研究提取特征变量奠定基础，使得用户知识行为研究更加精准和科学。

第一节 背景与意义

疾病用药健康管理是重要的健康管理之一。疾病、药物和药物效果对应的用药管理涉及不同个体。当药物被用于治疗疾病时表现出明显改善原有疾病的效果以及其他效果时，它反映了不同的个体用药之后的反应，因此患者可以同医生商讨确定当前的治疗方案，根据显示出的药物效果选择继续服用、停用、替换或者其他的干预方案等。因此，药物效果是患者用药管理首先要关注的目标。相应的疾病、症状和检查的关系抽取可以帮助医生和患者进行适当的药物管理方面的干预和指导，同时，关系抽取结果也是建立医疗实体间医学知识图谱的关键因素。

在线健康社区可以让用户分享和讨论他们所经历的药物治疗的疗效以及其他方面的健康体验，是用户了解他人用药经验的一个方便快捷的渠道。在线健康社区中这些用户生成内容（UGC）是及时有效的，但是大量的疾病药物健康管理方面 UGC 没有能被及时进行知识抽取，仍处于零碎数据阶段，造成了资源的浪费。因此，如何进行在线健康社区中疾病用药管理的知识抽取，进而辅助疾病用药方面的健康管理成为摆在研究者面前的一个亟待解决的问题。从在线健康社区的用户生成内容中抽取疾病、用药和药物效果之间的关系，可以汇总生成大量的疾病用药方面的知识，这些抽取出来的知识可以被用于构建、完善和补充疾病、药物及药物效果方面的医学知识库，为循证医学和临床决策提供支持。

在线健康社区的用户在线上留下的疾病用药信息，以及服用药物产生的药物效果信息，对具有相似病情的患者具有重要的参考价值。如果能把这些知识抽取出来，使得其他具有相似疾病的患者可以对相关疾病用药有更深更好的了解，从而在疾病用药管理上实现趋利避害。同时，对疾病、药物和药物效果的关系抽取结果可以更好地帮助医生诊断和制定医疗决策。更重要的是，它可以帮助医生和患者依据循证医学进行疾病进展的健康干预和管理。然而，目前很少有研究者基于在线健康社区医患问答数据进行疾病、药物和药物效果的关系抽取，进而建立一个疾病用药方面的医学知识库。

目前关于医疗健康方面的与疾病相关的关系抽取的许多研究，大都是基于电子病历（阿尔吉 等，2019；李峰、于华，2019）、出院摘要（帕特尔、坦瓦尼，2019；唐勇 等，2019；朱祖纳 等，2010）、医学文献摘要（阿尔吉 等，2019；彭勇 等，2016）进行相关信息抽取的。这些研究语料中的句子和词语大部分用语更正式、专业，存在明显的结构化形式。然而，对于在线健康社区中口语化用语较多、结构化程度较低的问答语料的关系抽取的研究较少。因此，本书对医患问答在线健康社区的文本进行疾病用药方面的关系抽取，致力于解决从医患问答在线健康社区进行与疾病相关的关系抽取这一难题。基于当前流行的深度学习技术和注意力机制，笔者利用第三章建立的基于注意力机制的双向门控循环单元（Bi-directional Gated Recurrent Unit，Bi-GRU）模型，进行在线健康社区中疾病、药物和药物效果的关系提取。针对生命周期的疾病用药健康管理对于疾病控制和预防的重要意义，在疾病、药物和药物效果知识抽取的基础上，本书根据时间进展，以及用户在健康社区上提问累积的关于疾病进展演化先后顺序，总结得到了在线健康社区中患者疾病用药以及药物效果的时间演变过程，为基于生命周期的用户疾病用药健康管理提供了有力的保障。以往的生命周期健康管理大都基于签约的私人医生（沈鹏悦，2018），或者基于居民的电子病历（蒋姗彤、王宏宇，2019；张菁华，2014）。本书拓展了生命周期健康管理的数据应用范围。

互联网医疗的快速发展，使得越来越多的用户从互联网上寻求健康信息。各种在线健康社区，如有问必答网、寻医问药网、好大夫在线、丁香园、三九健康网等正快速发展。在线健康社区的用户生成内容的数据规模非常庞大，且呈爆炸式增长，但这些信息是零碎的、分散的，无法被直接转化为有用的知识。因此，如何利用信息抽取和知识图谱技术，将在线健康社区中海量的有价值的知识抽取出来，辅助医生线下诊断决策，帮助病人进行健康管理，解决医疗资源稀缺和地区分布不平衡的问题（奥马尔等，2009），就成为摆在健康平台和研究者面前的一个现实问题。而解决方案正是信息抽取并构建医疗健康知识图谱。

在大数据时代，知识图谱是对数据进行高效组织和管理的有效方式，为大数据分析和呈现提供了技术基础。它融合认知计算、知识表示与推理、信息检索与抽取、自然语言处理与语义 Web、数据挖掘与机器学习等方向的交叉研究，在知识融合、语义搜索和推荐、问答和对话系统、大数据分析和决策方面正凸显出越来越重要的价值。医疗健康知识图谱是实现智慧医疗的基石，有望带来更高效精准的医疗服务。健康知识图谱可以辅助医生临床诊断，在医疗保健方面进行有效的疾病预测，以及在医院实现智能导医，帮助患者进行健康管理，提供健康方面的借鉴等，具有非常重要的应用价值。对疾病与检查之间的关系挖掘以及疾病、药物以及药物效果之间的关系挖掘，可以辅助医生决策，对患者配合医生治疗，以及辅助用户进行疾病自我管理，提供健康方面的借鉴具有重要意义，可以对现有医疗健康知识体系进行完善和补充，具有重要的医疗健康行业应用价值。

因此，在前面关系抽取的基础上，本书提出了一套基于在线健康社区知识抽取的知识图谱构建方案，并在实体对齐、知识融合和知识推理方面做了一定的初步研究。

第二节　理论基础和相关概念

在信息化时代，铺天盖地的信息造成了信息泛滥，在线健康社区上累积的医学信息也是堆积如山、烟波浩渺。如何从医患问答健康社区的医学文本中过滤并提取出有价值的医学知识，特别是对疾病用药以及药物效果之间的关系进行知识抽取是一个研究热点，也是实践中需要解决的重要问题之一，对改善公共卫生和知识管理状况具有重要意义。医学关系提取是医学文本挖掘的重要内容，在药物不良事件（ADE）（佳干纳特、刘芳、刘伟，2019；王国安、焦健、亚伯拉，2015）、药物—药物相互作用（格里兹尔，2019；郑伟，林华、赵忠，2016）、产生疾病相关治疗词汇（王国安等，2017）、化学物质与疾病关系提取（CID）（彭勇 等，2016；苏莎、库托，2020）等领域有着重要的应用。

疾病、药物和药物效果是疾病用药健康管理中的重要问题之一，引起了人们的广泛关注。学者们从医学文献中进行与疾病相关的关系提取，做了许多探索。目前，大部分的关系抽取任务都是先进行实体识别，然后基于实体识别再进行关系抽取（李峰、于华，2019）。佳干纳特、刘芳和刘伟（2019）从电子病历中进行实体识别后，抽取药物治疗的适应症、药物副作用以及药物效果的严重性之间的关系，取得了不错的效果。I2B2/VA 挑战任务提取患者的电子病历中的医学概念之间的关系，使用机器学习提取以下三种关系：医疗问题（疾病、症状等）和检查；医疗问题和治疗；医疗问题和医疗问题（朱祖纳 等，2011），获得了较好的效果。模式匹配和机器学习方法是医疗文本关系抽取中常用的方法（李里 等，2020）。模式匹配涉及基于句法分析的专家制定规则进行关系抽取（赫斯特，1992；邱生 等，2002；普拉贾帕提、西瓦库玛，2019），抽取结果召回率通常较低。伊卡卢伊特等基于患者的电子病历，提取了多种药品不良事件的关系（伊克巴尔 等，2017）。邱生等基于 Medline 数据库的医学文献摘要，开发了一套识别和提取疾病、治疗和疗效之间因果关系的系统，并利用句法分析树构造了一组图形模式来匹配句子中的因果关系（邱生 等，2002）。此外，支持向量机和核函数方法经常被应用于生物医学领域的关系提取。Peng 等利用支持向量机的丰富特性，从 PubMed 文献的标题和摘要中提取化学物质与疾病的关系（彭勇 等，2016）。弗伦扎和英克潘使用多种机器学习算法从 Medline 文献的标题和摘要中提取出治疗、预防和副作用之间的三种语义关系（弗伦扎、英克潘，2010）。朱祖纳等（2010）研究了出院摘要中的语义关系分类，定义并提取了与患者医疗问题（疾病、症状、检测、治疗）相关的关系，在关系分类上取得了较好的效果。上述研究的关系抽取语料库多来自电子病历（阿尔吉 等，2019；李玉，2019）、出院摘要（帕特尔、坦瓦尼，2019；唐勇 等，2019；朱祖纳 等，2010）、医学文献摘要（阿尔吉 等，2019；彭勇 等，2016）等用语较正式、专业、结构化程度较高的文本。然而，很少有学者研究如何从用语较口语化、结构化程度较低的医患问答在线健康社区中抽取疾病、药物和药物效果之间的关系。

在关系提取任务中，机器学习方法需要一定的专业领域知识和大量的人工设计特征，需要花费较高的人工成本（李峰 等，2020）。而深度学习方法可以自动提取关系分类文本中的特征，可以节省大量的人工成本，因此深度学习在很多任务的处理中都取得了较好的效果（李峰 等，2020）。索彻等（2012）使用递归神经网络（RNN）在三个不同的关系分类实验（情绪分类、因果关系等）中取得了较好的效果。曾东等（2015）利用远程监督的分段卷积神经网络（CNN）对 NYT 语料库进行关系分类，在一定程度上解决了标签数据欠缺和标签错误的问题。桑托斯、向彬和周兵（2015）在 SemEval-2010 Task 8 数据集上使用包含新的分段排序损失函数的分类排序 CNN（CR-CNN）方法对关系进行分类，得到了良好的分类结果。周莎莎（2016）使用基于注意力机制的长短期记忆（LSTM）模型对 SemEval-2010 数据集显示了更好的分类结果。也有改进的 LSTM 模型被用于关系提取：李峰等（2018）使用 GRU 模型从 BioNLP'16 语料库的生物医学文献中提取细菌群落栖地事件，结果证实了该结构在关系分类中有良好表现。平格等（2019）使用深度学习（A Feed Forward Neural Network，前馈的神经网络）进行关系抽取以提高情报网络的安全性，通过关系抽取创建了很多网络安全文本的三元组，补充和完善了网络安全知识图谱。然而，很少有学者研究如何利用深度学习技术从在线健康社区中这些口语化程度较高的非结构化文本中提取出疾病、症状和检查的关系。

有关在线健康社区的研究主要集中在社区主题分析、情感分析、性别分析、帖子分类以及线上医生的服务收费，还有从城市到农村地区的价值创造（陈林 等，2019；科汉 等，2017；高嘉 等，2016；郝欢 等，2017；张艳丽，2020）等方面。较少有人从在线健康社区中进行关系抽取的研究。例如使用 MedDRA 和 SpanishDrugEffectDB 数据库提取药物与药物作用之间的关系（马丁内斯 等，2016）。埃夫季莫夫等（2017）使用基于规则的方法提取在线健康网站中的饮食建议方面的相关知识。然而，与疾病、药物和药物效果相关的医疗实体之间的关系提取大多基于结构化程度较高的小样本数据（数据量较少或包含用户较少），例如电子病历（阿尔吉 等，2019；李峰、于华，2019）、出院摘要（帕特尔、坦瓦尼，2019；唐勇 等，2019；朱祖纳 等，2010）、医学文献摘要（阿尔吉 等，2019；彭勇 等，2016），这些语料库规模都相对较小，通过关系提取获得的知识相对有限，其针对口语化和非结构化程度较高、数据规模庞大的大样本语料的应用效果不是很理想。而医患问答在线健康社区每天有数以万计的用户产生大量的问答数据，且这些数据目前大多处于待开发的状态。很好地利用这些数据，从中抽取出有价值的信息和知识，对于完善现有的医学知识库和辅助临床决策具有重要的应用价值。

生命周期健康管理对于疾病控制和预防、疾病管理、临床治疗、健康疗养、临终关怀等具有重要的作用（张伟，2019）。在大数据背景下，利用医学大数据，分析用户生命周期健康管理，在对个体疾病掌握精准信息的情况下，可以有效地对疾病进行干预，以及采用精准措施进行疾病预后，延缓或制止某些不良情况的发生（蒋姗彤、王宏宇，2019；张菁华，2014）。张菁华（2014）基于居民的电子病历以及健康监测数据来研究分析用户的健康管理，对于满足居民健康查询以及多层次健康服务具有重要意义，同时也可以降低医疗成本，促进了建立可持续的医疗管理模式。蒋姗彤和王宏宇（2019）提出构建针对心血管疾病看护、康复、诊疗一体的健康管理模式，充分利用数据资源，调研患者需求，建立面向心血管疾病的生命周期健康管理。费特尼、卡纳文和梅金塔（2019）研究了地区范围内的健康管理系统，认为对这些健康管理系统的综合评估可以更好地服务于生命周期健康管理。莫奇根巴和阿尔谢赫里（2019）研究根据患者电子病历进行计划外住院和急诊就诊以及其他情况下制订用药的健康管理干预方案，认为跟踪用户制订用药干预的健康管理方案对于疾病康复和疾病预后具有重要作用。以往的生命周期健康管理大都基于签约的私人医生（沈鹏悦，2018），或者基于居民的电子病历（蒋姗彤、王宏宇，2019；张菁华，2014）。本书根据时间进展，通过在线健康社区中疾病、药物和药物效果之间的关系抽取获得的疾病用药效果知识，以及用户在健康社区上提问累积的相关疾病进展演化先后顺序，总结得到在线健康社区中患者疾病用药以及药物效果的时间演变过程，为基于生命周期的用户疾病用药健康管理提供了有力的保障，拓展了生命周期健康管理的数据应用范围。

在线健康社区上规模庞大的数据及信息都是零碎、分散、有噪音的，因此，需要一个知识抽取框架对碎片化的数据及信息进行抽取进而转化为对人类有用的知识，并通过知识管理系统对这些知识进行管理，而目前仍缺少一个针对在线健康社区的知识图谱（尤其是心血管疾病方面的），对这些零散的信息进行组织和管理，进而提高这些数据资源的利用率。医疗健康方面的知识图谱，目前的研究大都处在初步阶段（特别是面向心血管疾病的知识图谱尚无人构建和研究），还存在巨大的提升空间，因此利用在线健康医患问答数据，构建基于在线健康社区的知识图谱，补充、完善和更新现有医学知识库，已成为迫切要解决的问题，也正在成为完善医疗健康领域知识体系的重要发展方向。本书将努力完成这一任务。

第三节　研究方法和实现框架

本书根据第三章构建的基于字符级和句子级注意力机制的 2ATT-BiGRU 网络架构，抽取在线健康社区中医患问答数据中疾病、药物和药物效果之间的以下几种关系：①药物—适合—疾病（DsDIS）；②药物—不适合—疾病（DnsDIS）；③药物—产生—效果（DpEFF）；④其他（Others）。

一、关键技术

（一）文本表示和词嵌入向量

前面已提到，词嵌入是词的分布式表示，它将语料库中的每个词映射成一个包含丰富语义信息的低维向量，同时考虑了词的上下文语义环境。词在关系分类之前通过词嵌入来表示。本书利用在线健康社区中丰富的医患问答文本数据以及数万篇生物医学文献在词嵌入模型中训练得到词嵌入向量，通过训练得到的词嵌入向量包含丰富的生物医学领域的实体信息。在关系提取任务中，靠近实体的单词可以更清晰地突出表明这两个实体之间的关系。因此，为了更准确地表达语义信息，本书从句子中每个词到目标实体 1 和目标实体 2 的相对偏移距离中得到位置嵌入向量（曾东 等，2014），以下面的句子为例，将距离转换为偏移量：

[硝苯地平缓释片]$_{drug}$ 可 用于 治疗 [高血压]$_{disease}$。

"可"与实体 1 "硝苯地平缓释片"和实体 2 "高血压"的相对距离分别为 -1 和 3。我们将相对距离映射到低维向量并初始化，最后获得的位置向量被结合到词嵌入表示向量中。

（二）实体识别

我们以 ICD10 为标准的疾病、药物词典为基础，并进行词典补充后，先用字典匹配对医患问答数据进行疾病和药物的实体识别，对识别出的实体进行标注。然后，对未被识别的实体进行人工 BIO 标注后，采用双向长短期记忆网络和条件随机场相结合（Bi-LSTM+CRF）的方法对标注数据进行训练，建立实体识别模型。

（三）BiGRU

门控递归单元 GRU 由 Cho 等提出（赵凯 等，2014），将 LSTM 的遗忘门和输入门合并到一个更新门中。LSTM 结构擅长处理文本序列的关系分类和机器翻译等任务。而 GRU 简化了 LSTM 模型（本吉奥、弗拉斯科尼，1994；李峰 等，2018），因而比 GRU 执行得更有效。更新门 z_t 决定将在多大程度上忘记前一状态的信息，以及哪些新的记忆单元的内容将要被添加进来。重置门 r_t 控制忽略之前隐藏状态的程度和当前输入。

（四）注意力机制

我们通过对医患问答语料的分析，发现不同的输入句子在语义关系上对输出关系分类结果的影响是不同的，而句子中的有些词不影响关系分类的结果，因而它们对结果的影响是不相关的。注意力机制在关系分类中可以很好地发挥作用，在句子中对对关系分类的结果有重要影响的词语分配较高的权重，从而使语义信息在关系分类中能够被充分地获取；对对关系分类结果影响较低的词语分配较低的权重，使它们在关系分类中的重要性降低。在双向的 GRU 网络的基础上，本书使用字符级和句子级的注意力机制（罗霞 等，2018；周莎莎，2016），在疾病、药物和药物效果的关系抽取中更好地获取语义关系，从而取得更好的关系分类结果。

二、关系抽取框架

本书在医患问答健康社区中进行关系抽取研究，难点主要有以下四点：一是医患问答语料为中文文本，对于没有间隔的句子，需要先借助医学词典进行分词。但是现有词典仍然不够完善，不能包含不断扩充的消费者词汇，因此需要补充和完善现有词典。二是存在错别字和口语化严重的问题。三是医患问答文本的非结构化程度非常高。用户和医生的表达习惯不同，医患问答文本的形式比较随意，没有固定形式，存在很多与关系抽取无关或者关系抽取无法处理的文本。有时候虽然能够进行实体识别，但是无法满足关系抽取的要求。四是如何在海量的数据中对用户提问的时间序列数据进行整理，以便用于分析用户疾病用药生命周期健康管理。

针对医患问答健康社区中关系抽取的难点，本书构建了基于深度学习的与疾病用药管理相关的关系抽取模型，并总结了与疾病用药管理相关的四种关系，分别为：①药物—适合—疾病（drug‐suit‐disease，DsDIS）；②药物—不适合—疾病（drug‐not‐suit‐disease，DnsDIS）；③药物—产生—效果（drug‐produce‐effect，DpEFF）；④其他（Others），即实体间无关系或关系模糊，如图4.1所示。在这些实体中，疾病是指不健康的状态或医生的诊断结果；药物是用来预防、治疗和诊断疾病的物质；药物效果指的是观测药物服用后的身体机能的变化，从而确定药物的治疗作用和药理作用。

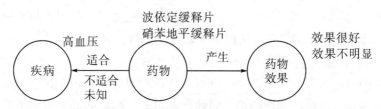

图4.1　疾病药物效果的关系抽取范围

关系抽取任务需要先对问答语料中的数据进行分词，对要识别的实体进行数据标注，执行实体识别任务，然后在实体识别的基础上，进行关系分类任务的数据处理、关系标注等，最后通过关系分类模型进行关系分类。本书构建了疾病用药管理的关系抽取框架，如图4.2所示。

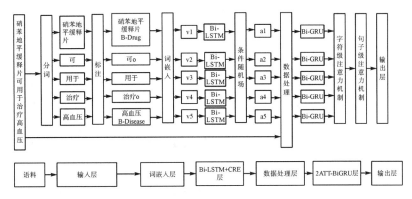

图 4.2　疾病用药管理关系抽取的模型框架

图 4.2 的模型以"硝苯地平缓释片可用于治疗高血压"为例展示了关系抽取框架的几个模块：输入层、词嵌入层、Bi-LSTM+CRF 层、数据处理层、2ATT-BiGRU 层和输出层。前三个模块为采用 Bi-LSTM+CRF 算法进行实体识别所做的工作，后三个模块为 2ATT-BiGRU 算法所做的工作。

在实体识别阶段，经过图 4.2 中的输入层和词嵌入层的处理，然后进入 Bi-LSTM+CRF 层进行实体识别分类。

输入层：输入医患问答语料即经过加载自定义词典分词后的文本，以及经过 BIO 标注的语料。采用 BIO 标注体系：分词后未被识别的疾病、药物和药物效果实体标注为"B-X""I-X"或"O"，"B-X"表示标注词语在片段的开头，"I-X"表示词语在片段的中间位置，"O"表示不属于任何类型。在本模型中，X 可以表示为疾病（disease）、药物（drug）或药物效果（effect）中的任意一个。以疾病用药管理方面的关系为例，"硝苯地平缓释片可用于治疗高血压"，经过 BIO 标注体系后，变为"硝苯地平缓释片（B-Drug）可（O）用于（O）治疗（O）高血压（B-Disease）"的形式，其中"硝苯地平缓释片"为药物名称，"高血压"为疾病名称。对于问答语料中错别字以及口语化程度较严重的现象，标注时加入人工判断，对错别字以及口语化词语也进行标注，输入模型训练，提高模型对错别字以及口语化语料的处理能力。

词嵌入层：经过分词和实体 BIO 标注后的语料，输入到词嵌入层，输出得到低维向量。本书使用在线健康社区中的医患问答文本和数以万计的医学文献以及医学电子书中的文本进行词嵌入向量的训练，它们包含了丰富的生物医学领域的医学实体，通过词表示模型 Word2Vec 来训练词嵌入向量，最终通过训练得到的词向量包含了丰富的生物医学语义信息，方便Bi-LSTM+CRF模型进行处理。

在Bi-LSTM+CRF实体识别模块中，Bi-LSTM长短期记忆单元网络可以很好地处理序列数据。我们根据上下文信息输出实体不同标签类别的概率，在Bi-LSTM后面加入了CRF，对经过Bi-LSTM的输出输入到条件随机场CRF，进行了序列标签及规则约束，保证各个实体的输出是规则约束的。如标签B-Drug、I-Drug、I-Drug……属于药物实体，而没有CRF约束的输出有可能输出I-Drug、B-Disease、O，因此无法满足实体识别的需求。Bi-LSTM加上CRF模型，在实体识别语料的规则学习中具有很高的识别效率，从而保证了实体识别的一致性，提高了识别的整体性能和效率。经过命名实体识别，得到下一步关系抽取中的医学实体。

经过前面数据预处理、输入层处理，以及Bi-LSTM+CRF实体识别后，获取到关系抽取所需要的实体，接下来就要完成关系抽取（分类）的任务。关系抽取部分包含了图4.2中的数据处理层、2ATT-BiGRU层然后得到输出的关系分类概率。关系抽取框架经过了如下步骤：

（1）2ATT-BiGRU模型需要对数据进行处理后的输入模型：在实体识别的基础上对数据进行筛选，去除有且只有一种实体、无法构成关系的语句；以及两种相同实体的问答语句。完成数据筛选后，进行关系标注，标注后的语料为（头实体，尾实体，关系名字，所在问答语料）形式。如带有标注的药物—适合—疾病（DsDIS）关系的句子：

硝苯地平缓释片 高血压 DsDIS ［硝苯地平缓释片］$_{drug}$ 可 用于 治疗 ［高血压］ disease。

将标注后的医患问答语句经过词嵌入层处理（本书用相关领域的词表示模型来训练词嵌入向量，经过句子分片的词语经过词表示模型训练后用词嵌入向量表示，并与位置嵌入向量连接起来获得更多的语义信息），转化为词嵌入向量（加入了位置向量），通过2ATT-BiGRU模型的BiGRU层和注意力机制后进行关系分类输出。

2ATT-BiGRU层中又包含了BiGRU层、字符级的注意力机制和语句级的注意力机制。每一层的处理如下：

BiGRU层：低维向量在双向（前向和后向）的GRU网络中被训练，从而获得含有更多语义特征的多维向量。

字符级注意力层：通过函数产生一个权重向量，句子表示矩阵乘以该权重向量，从而得到字符级注意力机制的句子表示。

句子级注意力机制：在字符级注意力机制的基础上，本书引入了句子级的注意力机制，它对真正反映关系分类的句子安排一个较高的权重，而对噪音句子安排一个较低的权重。

输出层：本书把关系抽取看成一个关系分类任务。经过 BiGRU 层、字符级和句子级注意力机制的句子经过 softmax 函数被分类，并输出实体对的关系类型的预测概率。

以上面的句子为例。在句子中，实体 1 是"硝苯地平缓释片"，实体 2 是"高血压"。输入句子的词语表示被转换为词嵌入向量和位置向量，经过 BiGRU 网络以及注意力机制的权重分配，实体对之间的关系经过 softmax 函数被分类，最终本书研究的关系分类模型获得这两个实体间关系类型的最大概率是"药物—适合—疾病"的关系。为了避免在关系分类自动抽取特征的过程中损失重要信息，本书的 2ATT-BiGRU 模型被应用到在线健康社区的医患问答数据的关系抽取任务中。模型结合了字符级和句子级的注意力机制到 BiGRU 网络中，其中，注意力机制考虑了输入句子和输出句子之间的关联，BiGRU 网络在自动抽取特征的过程中获得了更多的语义信息，因此该模型可以提高关系分类模型的准确性和稳定性。

为了评估实验结果，本书使用如下定义：预测结果和标注值一致为 1，不一致为 0。本书使用 F 值（F-score）、R（Recall）和 P（Precision）评估实验结果。

第四节　实验设置和结果讨论

本节进行关系抽取的实验。实验经过了以下流程：

（1）数据处理：对医患问答语料进行数据清洗、分词、标注和词向量转化。

（2）实体识别：将语料按照 3∶1 的比例分为训练集和测试集，经过训练得到实体识别模型的参数，在测试集上经过十折交叉验证得到实体识别效果。

（3）数据再处理：对经过实体识别的语料经过筛选、标注得到关系抽取格式的语料。

（4）关系抽取：将关系抽取准备好的语料按照 3∶1 的比例分为训练集和测试集，将训练语料输入关系抽取框架模型，得到关系抽取模型的参数，在测试集上经过十折交叉验证得到关系抽取结果。

一、数据描述

本书使用的数据来自中国最受欢迎的医患问答在线健康社区之一——有问必答网，使用 python 爬虫获取了该网 2014 年到 2016 年的医患问答数据。共有 520 多万用户提供了 1 600 多万条数据。本书抽取了其中与心血管疾病相关的医患问答数据（问答数据如图 4.3、图 4.4 所示），并对这些数据进行了数据清洗等操作。

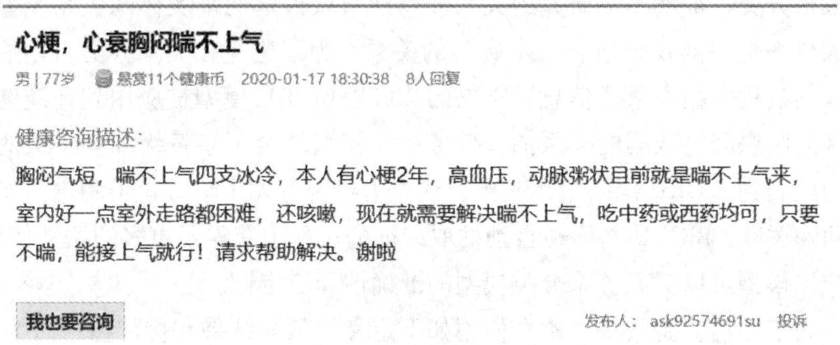

心梗，心衰胸闷喘不上气

男 | 77岁　悬赏11个健康币　2020-01-17 18:30:38　8人回复

健康咨询描述：

胸闷气短，喘不上气四支冰冷，本人有心梗2年，高血压，动脉粥状且前就是喘不上气来，室内好一点室外走路都困难，还咳嗽，现在就需要解决喘不上气，吃中药或西药均可，只要不喘，能接上气就行！请求帮助解决。谢啦

我也要咨询　　　　　　　　　　　　　　　发布人：ask92574691su　投诉

图 4.3　用户提问

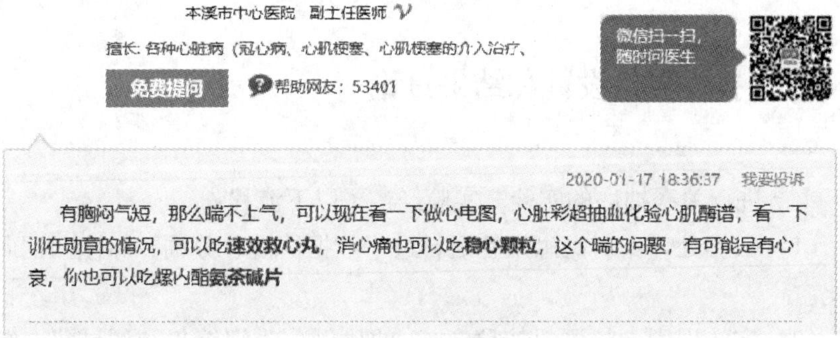

本溪市中心医院　副主任医师

擅长：各种心脏病（冠心病、心肌梗塞、心肌梗塞的介入治疗、

免费提问　　帮助网友：53401

2020-01-17 18:36:37　我要投诉

有胸闷气短，那么喘不上气，可以现在看一下做心电图，心脏彩超抽血化验心肌酶谱，看一下训在勋章的情况，可以吃**速效救心丸**，消心痛也可以吃**稳心颗粒**，这个喘的问题，有可能是有心衰，你也可以吃螺内酯氨茶碱片

图 4.4　医生回复

（一）实体识别的标注集

笔者以心血管疾病为例，随机挑选了与心血管疾病相关的问答数据 10 000 条，对医患问答数据先以词典为基础标注疾病、药物，进行实体识

别，用到的词典症状是以 ICD10 为标准的疾病、药物词典。在基于词典的实体识别过程中，本书加入搜狗医学词典，以及通过爬虫获取的疾病、药物实体，对原有的 ICD10 词典进行了补充和完善。对于词典没有识别的实体，通过人工进行与疾病诊断相关的实体标注。笔者采用以两个经过培训的专业人员分别独立标注，之后第三人进行审核确认的方法，对疑问数据进行确认后再次正确标注或删除分歧较大的数据。

在 BIO 标注中，B 为实体头部，I 为实体其他部分，O 为非实体。在疾病药物和药物效果的实体中，语料中存在疾病（如高血压、冠心病、脑梗死等）、药物（如硝苯地平缓释片、倍他乐克、拉贝洛尔等）、药物效果（如没什么效果、引起腹泻、效果良好等）及其他对应的标注 B-Disease、I-Disease、B-Drug、I-Drug、B-Effect、I-Effect 和 O 共 7 个标注分类。对标注好的语料按照 3∶1 的比例划分训练集和测试集。标注统计如表 4.1 所示。

表 4.1 疾病用药管理相关的实体标注统计　　　　单位：条

种类	数量
B-Disease	26 933
I-Disease	15 042
B-Drug	19 789
I-Drug	9 658
B-Effect	15 747
I-Effect	7 936

（二）关系抽取的标注集

我们在对医患问答数据执行实体识别后，标注了四种类型的关系，进而将其用于模型的训练、测试和预测。这四种关系分别是：①药物—适合—疾病（drug-suit-disease，DsDIS）；②药物—不适合—疾病（drug-not-suit-disease，DnsDIS）；③药物—产生—效果（drug-produce-effect，DpEFF）；④其他（Others）。

对于非结构化的医患问答数据，由于关系抽取的标注数据不足，本书尝试使用 Bootstrapping 方法，通过迭代抽取可以得到更多的种子关系或实体对之间的种子模式，如图 4.5 所示。Bootstrapping 方法存在召回率高、精度低的特点，容易发生语义漂移等现象，需要对关系抽取模式进行控制，找出疾病、药物和药物效果之间的关系类型。我们将识别出的关系经过人工审核后，标注作为疾病用药管理关系抽取的实验语料；然后使用2ATT-BiGRU 模型对关系类型进行训练和预测。

（高血压，硝苯地平缓释片）高血压建议服用长效的降压药，如：硝苯地平缓释片

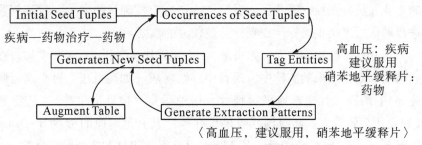

图 4.5　基于 Bootstrapping 的关系抽取过程

本书研究语料从有问必答网通过网络爬虫获取了 2014—2016 年三年的医患问答数据，从中过滤出了共由 46 673 名用户产生的 520 966 条心血管疾病的问答记录，并从这些问答中过滤出提问次数超过 5 次的用户数据（总计 1 927 个用户、15 572 条问答记录），以这些心血管疾病的问答文本作为语料进行模型训练和测试。通过数据预处理，标注了疾病、药物和药物效果之间的 9 732 个关系，按照 3∶1 的比例划分训练集和测试集。将训练数据输入模型进行训练，得到关系抽取模型的参数，最后在测试集上得到最终关系抽取的结果。本书的标注数据如表 4.2 所示。

表 4.2　语料中疾病用药的标注关系统计　　　　　　单位：条

类别	DsDIS	DnsDIS	DpEFF	Others	Total
训练集	3 185	1 149	1 846	1 120	7 300
测试集	1 061	383	615	373	2 432

二、参数设置和结果分析

本实验使用 Python3 程序语言和 Tensorflow 框架进行实体识别和关系抽取。在实体识别中，采用 Bi-LSTM+CRF 方法对标注数据按照 3∶1 的比例分为训练集和测试集，进行训练和参数调试，得到实体识别模型的参数，在测试集上经过十折交叉验证得到实体识别的结果。由于深度学习技术具有不需要人工设计特征的优点，因此，本书研究的 Bi-LSTM+CRF 实体识

别模型，根据经验将这些参数调整到适当的范围内，并执行超参数训练过程。参数设置如表4.3所示。

表4.3 实体识别模型的参数

参数	取值	参数含义
词嵌入向量	300	文本通过 Word2Vec 模型转化的词向量维数
batch size	64	模型训练的批处理参数
epoch	20	所有样本数据被计算一次成为一个 epoch
隐藏层节点数	300	记忆和存储过去状态的节点个数
学习率	0.001	决定目标函数能否收敛以及何时收敛到最小值的参数
dropout	0.5	以一定概率禁用网络中的一部分神经元
实体识别模块条件随机场	True	是否运用条件随机场

经过 Bi-LSTM+CRF 实体识别模型后识别结果如表4.4所示。经过实体识别的准确率达到了90.75%，因此实体识别的结果可以直接被用于下一步的关系抽取。

表4.4 疾病用药实体识别结果 单位:%

类别	P	R	F
Disease	94.94	92.74	93.83
Medcine	89.02	86.09	87.53
Effect	86.68	82.45	84.51
Total	91.78	89.75	90.75

本书构建的 2ATT-BiGRU 序列模型获得最佳关系分类结果的参数设置如表4.5所示。

表4.5 疾病用药关系抽取模型的参数

参数	取值	参数含义
词嵌入向量	200	文本通过 Word2Vec 模型转化的词向量维数
位置嵌入向量	100	每个词相对于目标实体1和目标实体2的相对位置转化后的维度

表4.5(续)

参数	取值	参数含义
batch size	64	模型训练的批处理参数
epoch	40	所有样本数据被计算一次成为一个 epoch
隐藏层节点数	256	记忆和存储过去状态的节点个数
学习率	0.001	决定目标函数能否收敛以及何时收敛到最小值的参数
dropout	0.5	以一定概率禁用网络中的一部分神经元

我们利用 2ATT-BiGRU 模型，得到关系抽取结果如表 4.6 所示。从关系抽取的结果可以看出，DsDIS 类的 F 值达到 78.37%，DnsDIS 类的 F 值达到 74.16%，DpEFF 类的 F 值达到 73.88%。不同关系分类之间结果的差异源自不同关系分类的难易程度不同，也与不同分类的标注样本不同有关（已对不平衡数据进行处理）。

表 4.6　2ATT-BiGRU 模型在疾病用药测试集上的表现　　　单位:%

类别	P	R	F
DsDIS	80.04	76.76	78.37
DnsDIS	80.85	68.50	74.16
DpEFF	78.64	69.67	73.88
Others	77.30	68.37	72.56
Total	79.20	72.14	75.51

为了验证模型的有效性和可行性，将本书的 2ATT-BiGRU 模型和其他优秀模型进行对比，其中基准模型为 LSTM，其他模型有：GRU、BiGRU-CharLevel（结合字符级的注意力机制）和 BiGRU-SentLevel（结合句子级的注意力机制）。本书采用了十折交叉验证对语料进行训练和测试，最终在各个数据集上的关系分类结果如表 4.7 所示。

表 4.7　在测试集上疾病用药的关系分类结果比较　　　单位:%

类别	P	R	F
LSTM (Baseline)	69.46	63.10	66.13
GRU	72.07	65.47	68.61
BiGRU-CharLevel	74.45	67.63	70.88

表4.7(续)

类别	P	R	F
BiGRU-SentLevel	73.55	64.82	68.91
2ATT-BiGRU	79.20	72.14	75.51

实验结果表明，本书的 2ATT-BiGRU 模型与其他模型相比，其精度、召回率和 F 值在关系分类中表现最好，其精度、召回率和 F 值分别为79.20%、72.14%和 75.51%。与基准模型（LSTM）相比，本书的 2ATT-BiGRU 模型比基准模型（LSTM）的 F 值高了9%。

本书提出的关系分类模型具有显著的优势。如对于这样的例子：“这个情况考虑可能是扩张型心肌病。扩张型心肌病病因不明，也无特效疗法。尚未发生心力衰竭者，应预防感染，防止过度劳累，戒烟禁酒，以防发生心力衰竭。已发生心力衰竭者，可用强心利尿剂，如收缩压不低于95mmHg，可用血管扩张剂。”对于实体“强心利尿剂”和“心力衰竭”之间的关系，本书研究的 2ATT-BiGRU 关系分类模型能成功分类出预测概率最大的关系是药物—适合—疾病（DsDIS）的关系，而使用经典的 LSTM、GRU、BiGRU-CharLevel、BiGRU-SentLevel 均将二者分类为“Others”，即认为二者之间没有关系或关系模糊。相比于 LSTM、GRU 模型，本书模型中的双向 GRU 网络能够获取到更多的语义信息，因此表现更好。相比于BiGRU-CharLevel、BiGRU-SentLevel 模型，本书研究的 2ATT-BiGRU 模型中同时加入了字符级的注意力机制和句子级的注意力机制，因此能够对对关系分类起重要作用的词语或语句分配较高的权重，从而使得关系分类的结果更加准确。

（一）双重注意力机制的影响

所有的隐藏状态在使用注意力机制之前都被平等对待，这是不合理的。一些单词或句子在关系分类中发挥着重要的决策作用，它们应该获得更高的权重，从而使关系分类的结果更加准确，因此使用字符级和语句级注意力机制的权重分配能在关系分类中扮演重要的角色。本书的实验结果表明，具有双重注意力机制的模型表现出更好的性能：双重注意力机制的BiGRU 模型（2ATT-BiGRU）的 F 值比 GRU 模型高出近7%；比仅使用字符级注意力机制的 BiGRU 模型（BiGRU-CharLevel）高出近5%；比仅使用句子级注意力机制的 BiGRU 模型（BiGRU-SentLevel）高了 6%多。这说明使用注意力机制的模型在关系分类上更有效。

（二）GRU 框架的影响

GRU 模型简化了 LSTM 模型，因此执行起来更有效。在关系抽取任务中，GRU 模型比基准模型（LSTM）的结果高了 2% 多。本书的研究在 GRU 模型的基础上，分别添加了字符级和句子级的注意力机制，关系分类结果的 F 值在原来模型的基础上分别有所提高，其中，使用字符级注意力机制的 BiGRU 模型更加有效。总之，结果表明 2ATT-BiGRU 框架在特征发现和关系分类方面是非常有效的，这主要应归功于本书训练的相关领域的词嵌入向量和双重注意力机制。

三、2ATT-BiGRU 模型的应用

在有问必答网上 2014—2016 年三年中提问超过 5 次的 1 927 个用户产生的问答数据中，经过训练和测试模型后剩下 5 840 条记录。我们利用本书提出的模型对这些问答语料中实体对之间的关系进行预测，部分结果如表 4.8 所示。由结果可以看出，本书的 2ATT-BiGRU 模型在关系分类上有较好的预测效果。因此，它可以被用于抽取问答在线健康社区中疾病、药物和药物效果方面的知识，补充和完善以及更新现有的医学知识库，辅助医生诊断。

表 4.8　问答在线健康社区关系抽取标注的一些例子和关系预测结果

头实体	尾实体	问答句子	真实关系	排名前三的预测概率
硝苯地平缓释片	动脉硬化	您好，动脉硬化与多种因素有关，平时应注意禁烟酒及高脂高糖高盐食物，多喝水，适当活动。意见建议：可适当应用卡托普利、硝苯地平缓释片等药物治疗，定期检查测量血压	DsDIS	1. DsDIS（0. 924 124） 2. DpEFF（0. 473 218） 3. DnsDIS（0. 145 164）
抗疟药	蚕豆病	蚕豆病是调控红细胞葡萄糖-6-磷酸脱氢酶的基因突变导致的，是一种遗传性溶血性疾病，男性多见。意见建议：要注意是否有溶血表现，有的话就要积极治疗了，预防贫血和急性肾功能衰竭，平时要避免进食蚕豆及其制品，避免服用有氧化特性的药物（例如抗疟药、磺胺类药物等），积极预防，积极治疗。这个病还是可以控制的	DnsDIS	1. DnsDIS（0. 913 346） 2. Others（0. 336 215） 3. DpEFF（0. 074 103）

表4.8(续)

头实体	尾实体	问答句子	真实关系	排名前三的预测概率
卡托普利	血压仍是(100, 160)	发现高血压有两个多月,卡托普利吃了一个月后血压仍是(100, 160)。后又吃了一个月的海捷亚,血压降到(90, 133)。但是海捷亚太贵啦,请问能不能换成其他经济一点的药	DpEFF	1. DpEFF (0.903 671) 2. Others (0.384 623) 3. DsDIS (0.104 216)
参松养心胶囊	心肌缺血	62岁的老人治疗心肌缺血就吃一种参松养心胶囊行吗	Others	1. Others (0.854 143) 2. DsDIS (0.568 127) 3. DnsDIS (0.134 755)

基于生命周期的健康管理是指用于疾病控制和预防的用户健康管理系统。健康管理是根据个人的健康状况制订个性化的健康管理计划,可以起到控制和预防疾病的效果,从而实现对疾病的有效管理,减少医疗费用和医疗事故,最终实现有效的健康疗养和关怀。以往的生命周期健康管理大都基于签约的私人医生(沈鹏悦,2018),或者基于居民的电子病历(蒋姗彤、王宏宇,2019;张菁华,2014),本书的研究拓展了生命周期健康管理的数据应用范围。基于在线健康社区中的大样本用户数据分析用户疾病用药的生命周期健康管理,除了可以深入分析疾病用药效果演化外,还可以辅助健康管理师为用户制订疾病用药管理方案或其他个性化的健康管理方案,并且可以将众多的用户用药案例分享给医生,辅助医生诊断,为循证医学提供了支持。此外,本书最重要的是拓展了基于生命周期健康管理的数据应用范围。

在分析生命周期健康管理时,基于医患问答健康社区的数据,本书根据用户ID抽取了1 927名提问超过5次的心血管疾病用户的问答记录,基于疾病、药物和药物效果关系抽取的结果,分析了3年中用户从第一个问题到最后一个问题的疾病用药进展演变,从而分析用户疾病用药进展演化的生命周期健康管理。表4.9是以"会员2×2×1×5×"为例展示的部分用药效果的进展演化。该用户当时年龄为27岁,女性,三年内询问了14次。本书根据该用户的问答记录,并结合关系抽取结果,得到了其高血压疾病药物治疗的进展情况。

表 4.9　某用户的疾病、用药和药物效果随时间演化的药物管理信息

时间	患者的问题(女性,27 岁,高血压)	医生的回复
2014-01-25	"硝苯地平缓释片"具有"心律增快"的药物效果	"硝苯地平缓释片"具有"心律增快"的药物效果
2014-01-25	马来酸依那普利片应该如何服用	"高血压"适用"马来酸依那普利",具体服用剂量需要根据个人体质及病情确定
2014-01-26	高血压用药药物效果:低压高,高压正常	"高血压"适用"钙拮抗剂"和"硝苯地平控释片"
2014-02-02	高血压用药药物效果:血压稳定	"高血压"适用"氨氯地平""厄贝沙坦"和"倍他乐克"
2014-02-08	降压药药物效果:月经量都不多了	建议做进一步检查
2014-02-08	"硝苯地平缓释片"具有"心率加快,心口难受"的药物效果;"马来酸依那普利片"具有"效果不怎么样"的药物效果	"高血压"适用"硝苯地平控释片""贝那普利片"和"倍他乐克",具有"减慢心率"的药物效果
2014-02-09	"马来酸依那普利片"具有"效果不怎么样"的药物效果,是否可以用氢氯噻嗪片	"高血压"适用"马来酸依那普利片"和"氢氯噻嗪片";"氢氯噻嗪片"具有"低血钾"的药物效果
2014-02-13	高血压,"马来酸依那普利片"可以和"非洛地平缓释片"还有"倍他乐克"一起吃吗	"高血压"适用"马来酸依那普利片""非洛地平缓释片"和"倍他乐克"

　　前人关于生命周期的健康管理都是基于签约的私人医生或者居民的电子病历,本书通过对健康社区中众多用户的疾病用药效果的动态生命周期健康管理的分析,拓展了生命周期健康管理的数据应用范围;从中得到的众多用户健康案例,使得健康平台的医生可以根据用户疾病进展制订有针对性的用药管理方案或者其他个性化的健康管理方案并推荐给用户;同时,可以将众多用户疾病用药进展案例的分析结果分享给医生,为他们提供健康管理方面的参考,辅助医生诊断;此外,众多疾病用药的案例也可以完善相关疾病的案例库,为循证医学提供案例支持。

第五节　在线健康社区的知识图谱构建及其应用

通过前面对健康社区中数以万计的医患问答海量文本进行疾病、症状、检查、药物和药物效果之间的三元组关系抽取，以及疾病百科数据的抽取，本节提出了一套基于在线健康社区构建知识图谱的框架及实现方法。

一、知识图谱构建

（一）在线健康社区知识图谱构建框架

通过网络爬虫，我们获取到有问必答网上与心血管疾病相关的百科数据，进行数据清理后，抽取疾病相关的症状、检查和药物关系，即以下三种三元组关系：疾病—有—症状、疾病—适合—检查、药物—适合—疾病。我们可以据此构建一个与心血管疾病相关的知识图谱原型，后面再在这个原型的基础上进行知识更新、补充和融合，从而更好地完善医学知识库，方便后期进行知识管理和检索、临床决策支持等。

我们以有问必答网的医患问答数据作为研究对象，进行数据清洗和实体识别后，进行疾病、症状和对应检查之间的三元组关系挖掘研究，抽取疾病—有—症状、疾病—适合—检查、症状—适合—检查的三元组关系。我们通过疾病诊断相关的关系抽取得到这些三元组关系。

同样，我们以有问必答网上的医患问答数据作为研究对象，进行数据清洗和实体识别后，根据疾病、药物以及药物效果的演化，进行用户疾病用药管理的知识抽取，包含四种关系：药物—适合—疾病、药物—不适合—疾病、药物—产生—药物效果、药物—未知—疾病（Others，即药物和疾病之间关系未知）的三元组关系。我们通过疾病用药管理的关系抽取得到这些三元组关系。

我们通过疾病百科数据抽取得到疾病、症状、检查和药物之间的三元组关系，得到知识图谱原型和本书第三章疾病诊断和本章前面部分通过疾病用药管理关系抽取获得的疾病、症状、检查、药物、药效之间的三元组关系，通过实体对齐对知识图谱原型进行补充、知识融合和更新，从而构建了一个基于在线健康社区的疾病诊断和疾病用药管理的知识图谱。通过知识图谱可以进行与疾病相关的推理研究等。我们通过构建的知识图谱可以进行知识管理和检索、系统化地组织和管理医学知识，同时对于补充、完善和更新现有的医学知识库，辅助医生决策和帮助病人进行健康管理等具有重要意义。

图4.6为基于在线健康社区构建知识图谱的研究框架。本书通过以下内容设计了一套基于在线健康社区构建知识图谱的方法：①从疾病百科数据中抽取疾病、症状、检查、用药的三元组关系；②从在线健康问答数据中抽取疾病、症状、检查、药物、药物效果的三元组关系；③对于不同来源的实体，基于实体关系以及属性信息进行实体对齐，对所有三元组数据进行处理，实现知识融合；④研究了在线健康社区知识图谱基于规则的推理；⑤基于领域知识和关系三元组抽取结果，采用自上向下和自下向上相结合的方法建立了在线健康社区知识图谱的本体层。

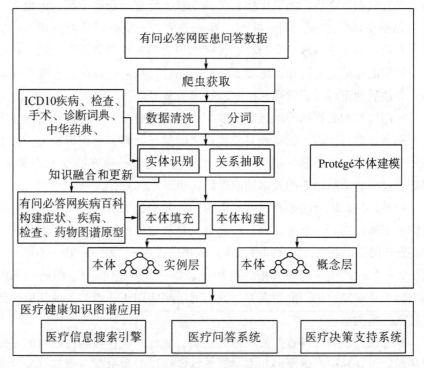

图4.6　在线健康社区知识图谱构建框架

上述在线健康社区的知识图谱构建方案具有可行性，在三元组关系抽取以及知识图谱可视化方面具有良好的效果。

（二）基于疾病百科的知识图谱原型构建

1. 疾病百科数据的获取和预处理

本书使用网络爬虫，获取了有问必答网疾病百科页面的 7 000 多条疾病百科的详细信息，如疾病对应的症状、检查、常用药物等，如图 4.7 所示。本书以心血管疾病为例研究疾病百科数据的半结构化数据的三元组关系抽取，对这些半结构化的数据进行结构化处理，用于后面的与疾病相关的知识图谱原型构建。

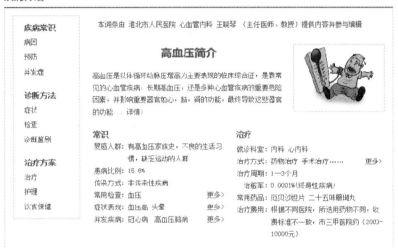

图 4.7 疾病百科疾病词条的详细信息

2. 疾病百科数据抽取

本书将半结构化的数据整理后获取到以下几种关系：①疾病—有—症状（DhSYM）；②疾病—适合—检查（DsTES）；③药物—适合—疾病（DsDIS）。本书通过抽取得到这三种三元组关系，作为在线健康社区的知识图谱原型。

本书将上述通过疾病百科获取的知识图谱原型数据存入 SQLServer 数据库，如图 4.8 所示。

疾病	症状	检查	药物
埃布斯坦综合征	触诊无肺动脉关闭感 发绀 心律失常 心力衰竭 收缩期杂音 心内分流为右向	胸部透视 心电图 心血管造影	依托红霉素片 依托红霉素颗粒
阿-斯综合征	抽搐 房室传导阻滞 面色苍白 疲乏 嗜睡 四肢麻木 叹息样呼吸 头晕 意识丧失	多普勒超声心动图 颅脑CT检查 心电图 颈动	宁心宝胶囊
病毒性心肌炎	心尖搏动弥散 肌肉酸痛 乏力 心跳过速 心脏左室舒张功能减退 心悸 心悸伴消瘦	心电图 肌钙蛋白 类风湿因子 多普勒超声心动图	超氧化物歧化酶（SOD）
病态窦房结综合征	心动过缓 记忆力障碍 运动或情绪激动... 心悸伴乏力、面色苍白 心律失常 胸闷	心电图 心肺功能运动试验（CPET） 动态心	心宝丸 参仙升脉口服液
β受体亢进症	过劳 端坐呼吸 手足发抖 失眠 恶心 低热 焦虑	多普勒超声心动图 肾上腺素试验心电图 动态	卡托普利片 呋塞米片
白大衣高血压	高血压 血压高	心血管造影	苯磺酸氨氯地平片 奥美沙坦酯片
变异型心绞痛	脉搏短绌 心肌梗死 心绞痛 心律失常 晕厥	血清乳酸脱氢酶 肌钙蛋白 心电图 血管造影	苯磺酸氨氯地平片 丹参片
变异型预激综合征	传导阻滞 呼吸困难 逆向型房室折返性心动过速 头昏 心悸 胸闷	胸部透视 心电图 心血管MRI检查	盐酸胺碘酮片 盐酸普罗帕酮片
不稳定型心绞痛	创伤 恶心 粪便中排出的粪胆原增加 呼吸困难 强迫停立位 收缩期杂音 心肌梗死	肌钙蛋白 肌酸激酶 心电图 造影检查 脉搏	尼可地尔片 硝苯地平片
白喉性心肌炎	恶心 皮肤白喉 呼吸困难 腹痛 发绀 呼吸道阻塞 乏力	细菌形态学检查方法 锡克试验 血常规 直接	复方二氯醋酸二异丙胺片 心欣舒胶囊

图 4.8 从疾病百科获取的疾病相关关系

（三）基于疾病诊断和疾病用药管理的知识图谱构建

本书通过总结第三章疾病诊断和本章前面疾病用药管理的关系抽取，建立了在线健康问答社区知识图谱的构建流程，如图 4.9 所示。首先，对医患问答数据进行预处理，然后进行疾病诊断和疾病用药管理的实体识别和关系抽取，最后与知识图谱原型进行融合及质量评估，其过程如图 4.9 所示。

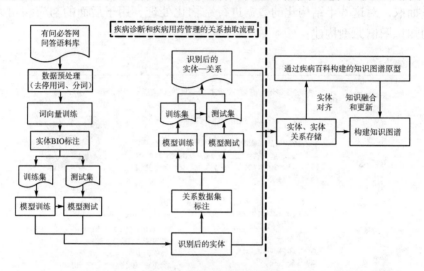

图 4.9　知识图谱构建流程

通过实体关系抽取，本书获取了以下几种三元组关系：①疾病—有—症状（DhSYM）；②疾病—适合—检查（DsTES）；③症状—适合—检查（SsTES）；④药物—适合—疾病（DsDIS）；⑤药物—不适合—疾病（DnsDIS）；⑥药物—产生—效果（DpEFF）；⑦药物—未知—疾病（Others，即药物和疾病之间关系未知）。

疾病诊断数据流走向如图 4.10 所示。

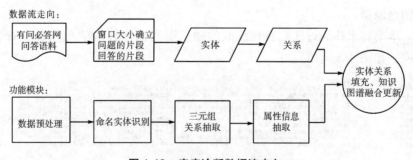

图 4.10　疾病诊断数据流走向

本书在疾病用药管理实体关系抽取的基础上，整理以病人为基础的不同年龄阶段、不同心血管疾病阶段的疾病检查用药管理方面的实体、关系、属性，从而查看患者用药的疾病演化情况。疾病用药关系抽取的结果可以融合到前面通过疾病百科数据构建的知识图谱原型中，以方便后期进行知识检索和相关推理。疾病用药健康管理数据流走向如图4.11所示。

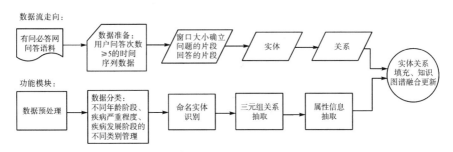

图4.11　疾病用药健康管理数据流走向

本书在疾病诊断和疾病用药管理实体关系抽取的基础上，整理得到：以病人为基础的不同年龄阶段、不同心血管疾病阶段的疾病检查和疾病用药管理方面的实体间关系以及属性信息，将抽取得到的实体关系融合和更新到知识图谱原型中，从而建立了在线健康社区的知识图谱。构建知识图谱的技术架构如图4.12所示。从图4.12中可以看出，知识图谱的构建过程包含了获取原始数据、关系抽取、知识融合以及本体模型构建、质量评估、知识推理以及知识图谱的应用等。

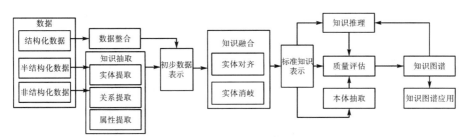

图4.12　知识图谱的技术架构

本书通过构建疾病百科知识图谱原型，以及从医患问答数据中进行知识抽取得到在线健康社区的疾病诊断和疾病用药管理的三元组关系知识库。基于这两部分数据，本书可以构建基于在线健康社区的知识图谱，如图4.13所示。从图4.13中可以看到疾病诊断和疾病用药管理实体间的关联信息，共有7种关系，如表4.10所示。我们所构建的知识图谱可以方便后期进行知识检索和相关推理。

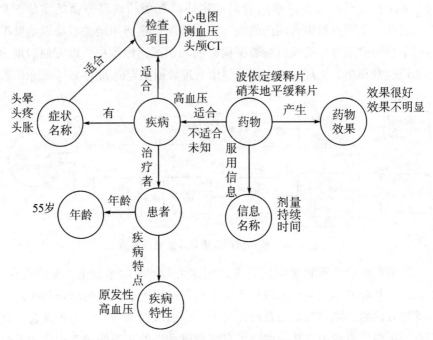

图 4.13　在线健康社区的知识图谱实体关系

表 4.10　在线健康社区的语义关系

关系类型	数据来源
（疾病—有—症状）－DhSYM	疾病百科、医患问答数据抽取
（疾病—适合—检查）－DsTES	疾病百科、医患问答数据抽取
（药物—适合—疾病）－DsDIS	疾病百科、医患问答数据抽取
（症状—适合—检查）－SsTES	医患问答数据抽取
（药物—不适合—疾病）－DnsDIS	医患问答数据抽取
（药物—未知—疾病）－Others	医患问答数据抽取
（药物—产生—效果）－DpEFF	医患问答数据抽取

（四）基于疾病诊断和疾病管理的数据融合

1. 数据融合策略及其实现

我们通过疾病百科构建的知识图谱原型，获取了疾病—有—症状（DhSYM）、疾病—适合—检查（DsTES）、药物—适合—疾病（DsDIS）这三种关系。我们通过第三章疾病诊断和本章对医患问答文本进行疾病用药管理关系抽取后获取以下几种关系：疾病—有—症状（DhSYM）、疾病—适合—检查（DsTES）、症状—适合—检查（SsTES）、药物—适合—疾病（DsDIS）、药物—不适合—疾病（DnsDIS）、药物—产生—效果（DpEFF）、药物—未知—疾病（Others，即药物和疾病之间关系未知）。接下来，我们将构建的知识图谱原型与疾病诊断关系抽取的结果通过实体对齐进行融合。

知识融合涉及实体的对齐和消歧。

实体消歧意味着一个名称的实体，可能代表多个实体。例如苹果可以指代某种水果，也可以指代苹果公司或苹果品牌。对于这种一词多义的问题需要基于词的关系、属性相似度去判断词语的指向。实体消歧算法如表4.11所示。

表4.11　实体消歧的算法

输入：需要消歧的实体 st；
输出：Jacaard 值最大的 r 向量对应的关系
（1）获取待消歧实体的关系属性信息的类别信息，构建信息向量 p1
（2）获取知识库中每一个类的关系属性信息类别，构建信息向量 r1，r2，r3，……
（3）通过 Jaccard 相似度计算 p1 与 r1，r2，r3，……的相似值
（4）求得最大的 Jacaard 值，该 r 向量对应的类别输出为 str 对应的类别

实体对齐是为了解决多词同义的问题，它意味着称呼不同的多个名称指向现实中的同一个实体。例如"拜新同"是"硝苯地平缓释片"的商品名称，二者指向同一药品；"波依定"是"非洛地平缓释片"的商品名称，二者也指向同一药品。我们可以通过药物成分名与商品名的对应关系进行对齐。此外，还可以通过该实体的上下文信息以及属性关系等语义特征进行实体的对齐。与实体消歧类似，实体消歧中实体指向所属类别，实体对齐指向名称不同的同一实体。此外实体对齐在对齐实体后，还要对知识库中的关系进行处理。

通过语义相似度计算得到的相似实体对有可能并不相似（例如"胃口不好"和"胃口不差"，二者相似值得分很高，意思却完全相反），而有的相似的实体对，由于名称或者别名的缘故（例如"拜新同"和"硝苯地平缓释片"为同一药物，但相似度得分几乎为 0），利用相似度却查找不出来。因此，最后本书构建的知识库经过了人工审核和验证。

2. 知识的质量评估

进行知识融合后，还需要对融合后的知识质量进行评估。本书采用以下两种策略进行质量评估：一致性投票和大多数投票。

一致性投票是指所有专家都认为是正确的，那么就认为它是正确的，并加入健康知识图谱中，最后进行知识图谱的推理和应用。

大部分投票指的是超过70%的专家认为是正确的，那么就认为它是正确的，可以加入健康知识图谱中，最后进行知识图谱的推理和应用。

本书构建的基于在线健康社区的知识图谱，通过知识融合后，再进行质量评估，具有一致性的信息直接加入健康知识库中，而矛盾的或有冲突的信息通过大部分投票或者借助外部权威数据源进行知识确认后，再决定是否加入健康知识库中。

（五）基于疾病诊断和疾病管理的知识图谱本体设计

在知识图谱的构建中，一般通过本体来构建知识图谱的模式层（schema），进而为知识图谱构建提供基础支撑。本体是经过结构化处理的一种数据存储结构，需要预先定义类以及类别之间的关系。类别之间可能存在上下位关系。例如一个类为"疾病"，另一个类为"心血管疾病"，两者是上下位关系（心血管疾病，SubClassof，疾病）。类别之间还存在对象关系（ObjectProperty）以及属性关系（DataProperty）。

本书用本体建模软件 Protégé（基于 Jena 开源包）中的 OWL（web ontology language）来构建本体。在本书中用到了类和对象关系，建立了疾病、症状、检查、药物以及药物效果五大类（class），即可以对应关系抽取获得疾病、症状、检查、药物、药物效果五种本体类，建立了五种实体之间的七种关系，见表 4.10。

本体构建为后期的实体对齐等打下了基础，包括建立子类、类之间的关系，以及通过对本体及其对象关系、属性建立实例，逐一添加疾病百科和医患问答数据中的三元组关系，完成一个包含本体和实例以及丰富语义关系的三元组网络。构建好本体后，存储生成 OWL 格式文件，并通过 Protégé 中 OntoGraf 工具对本体进行可视化展示。本书仅以心血管疾病的本体以及部分实例为例进行展示，如图 4.14 所示。

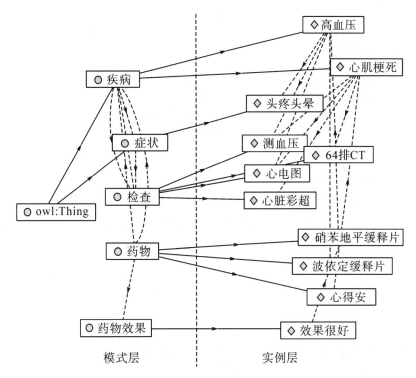

模式层　　　　　　　　　　实例层

图 4.14　在线健康社区本体构建

通过子类（类）、对象属性（object property）以及个体（individuals）的声明，并设置个体对应的对象属性，即其域（domain）以及取值范围（range）从而将实体以及它们之间的关系关联起来。本书通过加入越来越多的三元组实例构建更完整的本体模型库。

二、知识图谱查询可视化和推理应用

经过整理，例如疾病—有—症状（DhSYM）关系的数据存储经过 SQLServer 数据库的游标处理后，存储为如图 4.15 所示的关系表形式（该表截取了部分信息）。其他疾病百科中的疾病—适合—检查（DsTES）、药物—适合—疾病（DsDIS）的关系也经过类似整理，最后的表中包含了疾病、症状、检查和药物实体的相互关联信息。以心血管疾病为例，图中的关系共计 8 898 行。

疾病	症状	关系
埃布斯坦综合征	触诊无肺动脉关闭感	DhSYM
埃布斯坦综合征	发绀	DhSYM
埃布斯坦综合征	心律失常	DhSYM
埃布斯坦综合征	心力衰竭	DhSYM
埃布斯坦综合征	收缩期杂音	DhSYM
埃布斯坦综合征	心内分流为右向左	DhSYM
埃布斯坦综合征	心血管造影见双球征	DhSYM
阿–斯综合征	抽搐	DhSYM
阿–斯综合征	房室传导阻滞	DhSYM
阿–斯综合征	面色苍白	DhSYM
阿–斯综合征	疲乏	DhSYM

图 4.15　整理后疾病百科数据库中的关系

通过前面第三章疾病诊断相关的关系抽取，以心血管疾病为例得到的疾病—有—症状（DhSYM）、疾病—适合—检查（DsTES）、症状—适合—检查（SsTES）的三种三元组关系，抽取结果如图 4.16 所示。图中的关系共计 9 658 条。

心脏x综合征	反复发作性胸痛胸闷	DhSYM
心脏x综合征	冠脉造影	DsTES
心脏x综合征	冠脉ct	DsTES
心脏x综合征	运动平板试验	DsTES
肺部感染	胸痛	DhSYM
胸膜炎	胸痛	DhSYM
肺结核	胸痛	DhSYM
气胸	胸痛	DhSYM
肋间神经炎	胸痛	DhSYM
肋软骨炎	胸痛	DhSYM
消化道溃疡	胸痛	DhSYM
胰腺疾病	胸痛	DhSYM
胸痛	胆囊b超	SsTES
胸痛	肝功	SsTES
胸痛	心电图检查	SsTES
心肌缺血	胸痛	DhSYM
心肌缺血	心电图检查	DsTES
脑梗塞	呼吸困难	DhSYM
冠心病	呼吸困难	DhSYM
糖尿病	呼吸困难	DhSYM
肺炎	呼吸困难	DhSYM
呼吸困难	心电图	SsTES
呼吸困难	血糖	SsTES

图 4.16　与疾病诊断相关的关系抽取结果

通过本章疾病用药管理相关的关系抽取，得到的药物—适合—疾病（DsDIS）、药物—不适合—疾病（DnsDIS）、药物—产生—效果（DpEFF）、药物—未知—疾病（Others，即药物和疾病之间关系未知）。关系抽取结果以心血管疾病为例进行统计，如图4.17所示。图中的关系共计10 866条。

硝酸甘油	心衰	DsDIS
西比灵	心衰	DsDIS
镇脑宁	心衰	DsDIS
抗疟药	蚕豆病	DnsDIS
asp	蚕豆病	DnsDIS
vitK	蚕豆病	DnsDIS
磺胺类药物	蚕豆病	DnsDIS
倍他乐克	减慢心率	DpEFF
异搏定	减慢心率	DpEFF
洋地黄类药物	减慢心率	DpEFF
阿托品	提高心率	DpEFF
异丙肾上腺素	提高心率	DpEFF
谷维素	植物神经功能紊乱	DsDIS
安神补心丸	植物神经功能紊乱	DsDIS
五味子颗粒	植物神经功能紊乱	DsDIS
心脏频发早搏	倍他乐克	DsDIS
波依定	血压更平稳	DpEFF
硝苯地平缓释片	血压更平稳	DpEFF
蚕豆病	盐酸左旋咪唑宝塔糖	Others
G6PD缺乏症	盐酸左旋咪唑宝塔糖	Others

图4.17　与疾病用药管理相关的关系抽取结果

我们最后在知识库中加入疾病百科数据中的疾病、症状、检查和药物之间的关系，也加入了健康问答社区中疾病诊断和疾病用药健康管理的信息，经过实体对去重、实体对相似度对齐，发现了相似的实体对共4 120条，重合实体对4 812条。经过人工审核和验证，整合后的数据中含有心血管疾病的三元组关系共有22 288条。

（一）知识图谱的查询可视化

通过Neo4j的数据导入，把前面获取的七种三元组关系的RDF存储文件导入到图数据库中，实体以节点（nodes）显示，关系（relationship）以边显示。我们可以据此对构建的知识图谱进行查询操作。

图4.18是以高血压疾病为中心的症状、检查、药物以及药物效果查询示例。对应的查询语句命令为：

MATCH p ＝［n:疾病（name:'高血压'）］-［r＊］-（m）return n,r,m

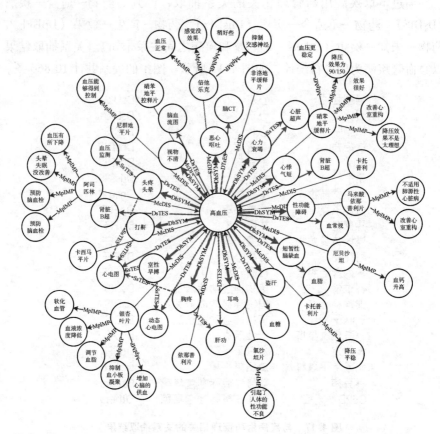

图 4.18　以高血压疾病为中心的检查、症状用药、药物效果查询示例

图 4.19 是与冠心病对应的症状、检查、药物以及药物效果查询示例。对应的查询语句命令为：

MATCH p = ［n:疾病(name:'冠心病')］-［r * ］-(m) return n,r,m

同理可得与心肌梗死对应的症状、检查、药物以及药物效果实体关系，如图 4.20 所示。

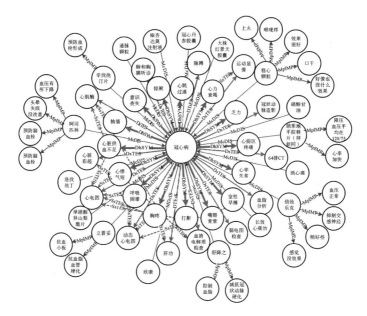

图 4.19　与冠心病相关的检查、症状用药、药物效果查询示例

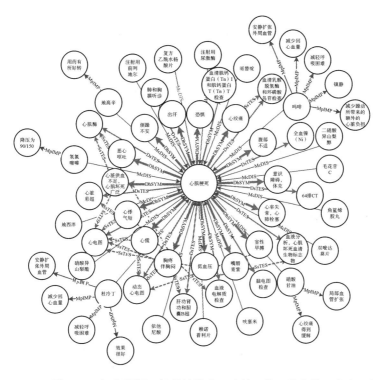

图 4.20　与心肌梗死相关的检查、症状用药、药物效果查询示例

同样可得与心肌梗死以及冠心病对应的药物以及药物效果实体关系，如图4.21、图4.22所示。

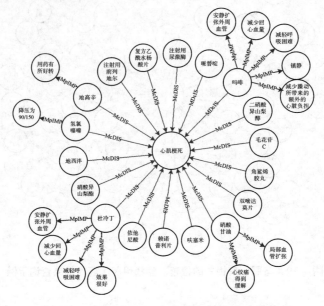

图 4.21　与心肌梗死相关的药物和药物效果查询示例

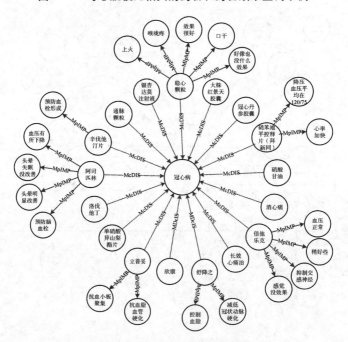

图 4.22　与冠心病相关的药物和药物效果查询示例

（二）知识图谱中基于规则的推理

在知识图谱中利用实体间的关系，经过逻辑推理，从现有知识中演绎出新的判断，建立新的实体关系关联，对语义网络进行新的拓展，就是知识推理。知识图谱中的语义之间的简单推理有自对称、自传递和反对称，此外还可以自定义推理规则。

1. 自对称规则

? P rdf: type owl: SymmetricProperty→[(? X ? P ? Y)→(? Y ? P ? X)]

这意味着：

If（P is SymmetricProperty）and P(X,Y) then P(Y,X)

自对称推理意味着从 A 能推出 B，那么从 B 也能推出 A。例子：疾病—适合—检查三元组（高血压，适合，心电图），与之对称的三元组（心电图，适合，高血压）也成立。

2. 自传递规则

? P rdf: type owl: TransitiveProperty→[（? X ? P ? Y），(? Y，? P ? Z)→(? X ? P ? Z)]

这意味着：

If（P is TransitiveProperty）and P(X, Y) and P(Y, X) then P(X, Z)

自传递推理意味着 X、Y、Z 之间存在传递性质。从 X 能推出 Y，从 Y 能推出 Z，那么从 X 能推出。例子：对于三元组传递关系——子类：（白大衣高血压，子类，高血压），（高血压，子类，心血管疾病），那么能推出（白大衣高血压，子类，心血管疾病）。

3. 逆对称规则

? P rdf: type owl: Inverseof ? Q [(? X ? P ? y)→(? y ? Q ? X)]

这意味着：

If（P InverseOf Q）and P（X, Y）then Q（Y, X），其中 P 和 Q 互逆。

P 和 Q 互逆，意味着 P（X, Y）成立，那么 Q（Y, X）也成立。例子：如果（成员 包含于 组织）和（组织 包含 成员），那么，"包含于"和"包含"是互逆的。

4. 自定义规则

在我们构建的知识图谱中，存在症状和疾病之间的关系，但没有症状和症状之间的关系，最终可以借助知识推理，推出二者之间的关系。

在疾病诊断和疾病用药管理等方面大量用到这些推理，一般使用 Jena

推理机来进行实体间的推理。Jena 推理机（http://jena.apache.org/）对上面三种通用规则和自定义规则均适用。通用规则可以对知识进行有效的检验，但针对不同领域知识图谱的领域特性，可以使用 Jena 的自定义规则进行推理。如：

? P rdf:type owl：症状 [(? X 疾病 ? Y),(? Y ? P ? Z) -> (? X 相关 ? X)]

这意味着疾病 Y 有症状 X，同时疾病 Y 又有症状 Z，那么可以推理得出症状 X 和症状 Z 是相关的。例子：心肌梗死有两个症状（心力衰竭且胸痛），那么，可以推出心力衰竭和胸痛之间是相关的。

第六节 本章小结

本章使用一个基于字符级和句子级注意力机制的 2ATT-BiGRU 模型进行疾病、药物和药物效果之间的关系抽取，不需要复杂的手工设计特征，通过相关领域词嵌入向量训练和双向 GRU 网络获取生物医学领域重要的上下文语法和语义特征信息即可完成。本书构建的关系抽取模型的精度微平均为 79.20%，召回率微平均为 72.14%，F 值为 75.51%，其中，F 值比基准模型（LSTM）高了 9%。实验结果验证了模型的有效性。然而，模型仍然有改进的空间，例如可以引入共指消解，进一步提高疾病、药物和药物效果之间的关系抽取效果。

现有的疾病—药物相关关系抽取大多通过电子病历或医学文献摘要进行，而本书的最大优势在于本书的研究语料来自不断更新的非结构化、规模更大的医患问答数据，利用本书提出的 2ATT-BiGRU 模型实现了最好的结果。同时，本书训练的相关领域词嵌入向量和字符级以及句子级的双重注意力机制在关系抽取中发挥了重要的作用。本书关系抽取结果补充了现有的知识库，抽取得到的知识可以辅助医生进行医疗诊断，同时也可以帮助用户进行有益的健康管理，因而具有重要的现实意义。

采用上述关系抽取方法进行疾病、药物和药物效果的关系抽取后，本书还对在线健康社区用户的疾病用药时间序列数据进行分析，选取其中提问超过 5 次的心血管疾病用户的时间序列数据，结合用户画像（年龄、性别、疾病特性等），分析用户疾病用药的生命周期健康管理，从分析结果中获取到了疾病用药的进展演化以及药物效果变化等信息。该研究除了可以深入分析疾病用药效果演化外，还可以辅助健康管理师为用户制订个性化的健康管理方案，拓展了基于生命周期健康管理的数据应用范围。虽然本书研究了在线健康社区用户疾病用药的生命周期健康管理，但对数据进行分析时，有问必答网三年的问答数据周期还是不够长，同时，并不是用户所有的健康问题都会选择在问答社区寻求帮助和提问，所以用户的疾病或病历数据存在缺失值严重的现象，因此基于健康社区进行疾病用药生命周期的健康管理研究还只是在初步分析阶段，等到在线健康社区真正深入人们生活，用户的病历数据在健康社区越来越完善的时候，本书基于生命周期的健康管理研究将会体现出越来越重要的价值。

另外本章也研究了知识图谱的构建技术，基于疾病百科数据构建了知识图谱原型，通过医患问答数据的关系抽取获取了疾病诊断和疾病用药管理的三元组关系，将两部分数据通过实体对齐进行了融合，并进行了在线健康社区的本体构建，对知识图谱构建进行了质量评估，最终构建了一个基础的基于在线健康社区的知识图谱，并研究了知识图谱的查询应用及简单知识发现，并利用图谱数据库实现了医疗健康知识库中实体三元组关系的查询可视化。虽然本章提出了基于在线健康社区构建知识图谱的方法，并简单构建了一个基于在线健康社区的知识图谱，但由于笔者精力有限，而知识图谱的构建是一项庞大的工程，需要团队多人协作构建，所以目前的研究仅处于知识图谱构建的初期阶段，在以后的研究工作中还需进一步补充、完善和改进。如目前的实体关系仅在有限的关系上进行，对疾病相关的并发症，疾病对应的运动、食疗等关系并没有进行抽取，而且由于时间有限，很多属性信息也没有加入，实体的对齐仅在简称、别名上进行，对于代表同一实体不同名称的实体对齐仍然需要人工核对，知识库中可能还存在冗余没有对齐的情况，以及质量评估仍存在需要改进和提高的地方。在以后的工作中，还需要笔者进一步努力完善。

第五章　在线健康社区用户知识采纳行为研究

在线健康社区中存在丰富的信息，包含用户和医生的个人信息、疾病诊断信息、健康管理信息、用户的采纳标签等。在线健康社区想要解决众多用户提出的问题，需要医生做出回复。同一个用户的问题有时会存在多个医生解答或回复的情况。用户浏览相关回复，会采纳一个自己最满意的回复。识别用户采纳一个自己最满意的医生回复（用户的知识采纳行为）的影响因素对于提高用户满意度、加强用户信任具有重要作用。用户采纳医生回复的决策行为，是行为改变和知识获取的过程，称为用户的知识采纳行为。哪些因素影响了用户采纳一个自己最满意的回复，以及哪种类型的医生最适合回复用户的问题，这都是健康平台最关心的问题。研究结果中影响用户采纳行为的因素，使得健康平台可以重新考虑其管理策略；对于令用户满意类型的医生，健康平台可以吸引、引导这类拥有相关知识、经验的医生为用户做出解答，从而保证问答社区成为有效的知识获取平台。前面第三章的疾病诊断和第四章中疾病用药管理的知识抽取，为本章用户知识采纳行为中相关特征变量的提取奠定了基础，使得对用户采纳行为的研究更加精准和科学。

第一节　背景与意义

随着在线健康社区的快速发展，越来越多的用户通过在线健康社区寻求医疗专家和病友的帮助，来管理他们的健康状况（Lin et al., 2015）。通常，用户在去医院就医前会在网上询问与健康相关的医疗保健问题，从而更好地了解他们自身的状况。在线问答健康社区（Q&A OHC）正在成为传播健康信息和知识，建立医患沟通渠道以及提高健康服务质量和效率的重要工具（奥马尔 等，2009；张艳丽，2020）。

在全球范围内都存在医疗资源紧缺、供不应求的问题，医疗资源还经常被滥用；医患冲突常常是一个突出问题。提高用户满意度，增强信任，是提高医疗资源利用率的关键（陈林 等，2019；吴华、鲁宁，2018）。在线健康社区医生提供的高质量回复能够缓解医疗资源的短缺和地区分布不平衡，缓解用户焦虑，化解冲突，提高医疗资源利用率，并能够提高用户满意度（刘斌、刘星、郭夏，2019；奥马尔 等，2009）。在线健康社区具有经济激励和荣誉机制，鼓励医生利用零散的业余时间服务用户并实现医生自身价值最大化。在线健康社区包含了大量的用户数据，包括疾病诊断和健康管理的信息，以及用户和医生的个人信息；用户面临着从多个回复中分析和评估医生的回复信息并选择最令自己满意的医生回复的问题（吴华、鲁宁，2018）。因此，确定影响用户采纳某个医生回复的因素就变得更加重要。

目前有两种形式的问答健康社区，如表 5.1 所示。一种是综合性问答社区中的健康版块，例如 Yahoo Answers、百度知道等，任何用户都可以回复其中的问题。另一个是专业的问答健康社区，例如 Medhelp、有问必答网等，在这些社区中，用户可以从医学专家那里寻求专业的医学建议，并且多位医生都可以回复用户提出的问题；用户可以根据医生的最初回复提出更详细的后续子问题，并最终将自己最满意的回复制定为"采纳"，或者选择不采纳。Yahoo Answers、百度知道，有问必答网等设有"采纳"标签。

表 5.1　问答健康社区

社区名称	社区链接	是否有采纳标签
Yahoo Answers	http://answers.yahoo.com/	Y
百度知道	http://zhidao.baidu.com	Y
天涯论坛	http://bbs.tianya.cn/	N
Medhelp	http://www.medhelp.org/	N
有问必答网	http://www.120ask.com/	Y
好大夫在线	http://www.haodf.com	N
寻医问药网	http://www.xywy.com	Y

表5.1(续)

社区名称	社区链接	是否有采纳标签
39 健康网	http://www.39.net	N
飞华健康网	http://www.fh21.com.cn	Y

目前对在线健康社区的研究集中在社区主题分析、情感分析、医生的服务收费、从城市到农村地区的价值创造（科汉 等，2017；高嘉 等，2016；吴华、鲁宁，2018）等方面。在线问答社区中的用户知识采纳行为研究已经引起了学术界的广泛关注，例如维基百科知识采纳（沈晓玲，2013）、百度知道（金家华，2016）等。但是，很少或没有人研究用户如何采纳在线问答健康社区中最令用户满意的医生回复。基于经典的精细加工可能性模型（ELM）（佩蒂、卡乔波，1986）、知识采纳模型（KAM）（苏斯曼、西格尔，2003）和本书研究的健康信息上下文，本书提出了新颖的影响用户采纳行为的特征：医生的线上经验和线下专业知识以及医生工作所在的医院信息。本书的健康知识采纳模型将信息质量作为中心路径，将信息源的可信度作为外围路径。用户对医生回复的采纳应受到信息质量和信息源可信度的影响，这反过来又会带来信息的有效性、预期收益、满意度以及最终用户的采纳。因此，本书提出以下两个具体问题：

问题1：哪些因素会影响用户采纳一个自己最满意的医生回复？

问题2：哪种医生的回复最令用户满意？

本书研究的数据来自中国最流行的医患问答健康社区有问必答网（www.120.com）。本书使用了医患问答数据，只分析了有采纳标签的问答线程，从而获得对影响用户采纳一个自己最满意回复的更深层的理解。本书的研究对于健康平台改进设计、建立更好的医生激励机制、鼓励医生更好地参与平台、增加用户黏性以及帮助在线健康社区提高用户满意度具有重要的意义。

本书在用户采纳行为研究上有以下三个贡献：第一，将经典的精细加工可能性模型（ELM）和知识采纳模型（KAM）应用到在线健康社区的信息采纳中；第二，本书使用文本分析方法综合性地抽取了医患问答数据中来自信息质量和信息源可信度的特征，同时，研究了调节变量用户参与程度对信息质量或信息源可信度的影响因素在用户采纳决策上的影响；第三，本书研究的大规模医患问答数据知识抽取提供了一个对于用户采纳行为的更好的理解途径。

第二节 理论基础

一、问答社区的知识采纳行为

对在线问答社区的用户生成内容的知识采纳行为存在众多研究，其中具有代表性的研究是：在技术论坛（apple 支持或者 oracle 支持）用集体智慧来解决问题的知识采纳行为（刘旭、王刚、范伟，2020；王国安 等，2011），在协作问答社区预测信息寻求者满意度的信息采纳（刘颖、边杰、阿奇丹，2008），来自消费者评论中的信息采纳（张克曼、李曼昆、拉伯约翰，2008），在百度知道（金家华，2016）或 Wikipedia（沈晓玲，2013）中检测影响用户采纳行为的因素，选择采纳一个权威的专家进行咨询（曹旭、刘勇、朱震，2017），等等。这些研究中的大部分基于问答评论数据去识别影响信息有用性的因素或者直接识别影响采纳的因素。在这些研究中，影响采纳的因素主要来自两个方面：关于回复或评论内容的因素（可读性、相关性等），以及关于评论者个人信息的因素（回复者的荣誉级别以及专长等）。因此，信息采纳的双加工理论（Lavine，1999）能很好地处理这两方面的因素。

对综合性问答社区中健康版块知识采纳行为的研究有：分析用户如何从 Yahoo Answer（裴宝杰、易杨杰，2017；Yandong、刘旭 等，2008）或者百度知道（金家华，2016）的多个回复中采纳一个自己最满意的回复。近年来，专业的医患问答健康社区提供了学术研究的肥沃土壤，相关研究集中在以下几个方面：医生的服务收费（吴华、鲁宁，2018）、医生的社会价值和经济回报（郭佳，2017）、从城市到农村地区的价值创造（高嘉 等，2016）以及 Medhelp 中影响问题质量的影响因素（史俊 等，2018）。在线健康社区的主要功能是信息搜索和社会支持（克罗宁、康威、康登，2018；卡兹梅尔、洛斯提亚，2014），它使得用户可以获得和分享健康信息、和病友交流经验，以及降低医疗服务中的信息不对称程度。同时，在线健康社区也提供给医生除了医院之外的一种新的服务渠道（吴华、鲁宁，2018），以及通过提供方便快捷、省时省力的交流渠道，帮助缓解了医疗资源的过度紧张状况（高嘉 等，2016）。然而，很少或没有人研究专业性的医患问答健康社区中的用户如何采纳一个自己最满意的医生回复。

二、知识采纳行为的双加工理论

双加工理论是许多社会心理学实证研究的理论基石（希肯，1980）。社会心理学家认为在信息处理中存在两个认知思考处理系统。第一个处理系统是：详细查看与内容相关的信息或者详细查看内容本身，简称"中心路径"；第二个处理系统简称"外围路径"，无须经过太多的认知思考去评估信息，个体基于信息源特征的可信度去判断信息是否可信（希肯，1980；佩蒂、卡乔波，1986）。双加工理论能同时在知识采纳行为中处理信息，从而说服或影响个体的认知或行为。其中一个著名的双加工理论是精细加工可能性模型（elaboration likelihood model，ELM）（佩蒂、卡乔波，1986），认为个体介入在中心路径信息处理中的解释可能性比外围路径中的解释可能性更高；同时经由中心路径处理后的态度改变比外围路径更加持久和稳定。苏斯曼和西格尔（2003）提出了知识采纳模型（knowledge adoption model，KAM），该模型是对 ELM 模型的拓展，认为感知有用性的决定性因素来自给定信息的信息质量或信息源可信度，而知识采纳行为的决定性因素来自用户感知到的信息有用性。许多 ELM 研究使用态度或行为改变作为因变量，有趣的是，感知到的信息有用性作为因变量在苏斯曼和西格尔的模型中依然成立。精细加工可能性模型和知识采纳模型的主要不同在于知识采纳模型使用感知到的信息有用性作为中介变量，而精细加工可能性模型没有使用它。

对在线健康社区的知识采纳行为研究，使用 ELM 或 KAM 理论作为本书的理论基础非常有用，来自信息质量和信息源可信度的影响知识采纳行为的因素相应地被提出，包括上下文变量及用户参与程度（苏斯曼、西格尔，2003）。当用户能够详细地审阅信息时，他们更容易通过信息质量被说服而采纳信息。相反，当用户缺少动机或能力，不能深入思考内容本身时，他们将依赖外围路径做出决策（巴塔切尔吉、桑福德，2006）。较高的用户参与程度使得用户有充分的能力和意愿去参与自身的疾病治疗和健康管理以获得更多的健康结论（希肯，1980）。

三、概念模型和研究假设

本书研究的在线健康问答社区的知识采纳概念模型如图 5.1 所示。根据 ELM 理论，中心路径或外围路径会说服或影响用户态度或行为变化，从而促使用户采纳信息。因此，本书通过研究中心路径和外围路径去验证医生回复信息对用户采纳行为的影响，并提取相关变量。

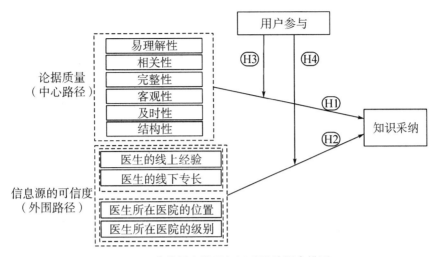

图 5.1　在线健康社区知识采纳的概念模型

　　用户知识采纳决策是一个行为改变或社会影响的问题，因此 ELM 或 KAM 很适合被应用于在线健康社区的知识采纳决策研究中。在线健康社区存在大量的用户生成内容如用户的健康咨询或医生的回复等，这些数据存在不同的逻辑、语调和语言风格。之前的研究指出，越高的信息质量关联着一个越高的用户采纳可能性。本书采用实用主义视角从信息质量上检查信息内容的影响因素。

　　易理解性涉及用简洁的语言清楚地表达意思，因此促进了信息的可用性（特巴赫，2009）。易理解的文本提高了用户理解力、注意力、阅读速度和信任度，是信息有效性的重要衡量指标。相关性是信息搜索者想要获得的信息与信息回复者所提供的信息之间的一致性程度（贝利、皮尔森，1983）。与问题相关的回复被证明会影响信息质量（阿吉希坦、刘洋、苄基，2009；特巴赫，2009）。完整性是指解决方案的深度、广度和范围，以及用户对信息丰富程度的感知（王仁勇、斯特朗，1996）。在问答线程中，完整性反映了用户和回复者在解决问题上的互动程度，因为在交互过程中可能会生成其他信息，例如子问题和子答复（例如，对原问题的澄清、反馈、其他意见等）。回复的完整性会影响信息质量（德龙、麦克莱恩，2003；韦克索姆、托德，2005）。在问答社区中，用户期望答复是客观的（阿斯霍夫、沙尔、施瓦布，2011；王仁勇、斯特朗，1996），因此信息的客观性影响信息质量（曹谦 等，2011；李永伟、斯特朗、德明，2002）。及时性反映了问题的时间要求（王仁勇、斯特朗，1996），并且已被发现会影响信息质量（德龙、麦克莱恩，2003）。在问答线程中，一个回复帖子可以响应到之前的所有帖子；这涉及线程的回复/话题结构（阿斯霍夫 等，2011）。线程中的回复位置（结构性）会影响用户对信息质量的感知，有用的回复通常不会在线程底部；同时，回复位置负向关联于回复的有效性和质量（周莎莎、郭文，2017）。

根据 ELM 或 KAM，信息质量将通过中心路径影响用户的态度或行为（苏斯曼、西格尔，2003）。因此，本书提出以下假设：

H1a：医生回复的易理解性越强，用户采纳该回复的可能性就越大。

H1b：医生回复的相关性越强，用户采纳该回复的可能性就越大。

H1c：医生回复的完整性越强，用户采纳该回复的可能性就越大。

H1d：医生回复的客观性越强，用户采纳该回复的可能性就越大。

H1e：医生回复的时间跨度越大，用户采纳该回复的可能性就越小。

H1f：医生回复在线程中的位置越靠后，用户采纳该回复的可能性就越小。

由于用户缺乏专业医学知识，一般很难直接评估医生回复信息的有效性。根据 ELM 或 KAM，来自医生肖像的个人信息可被视为外围路径，而外围路径会对用户的采纳决策产生积极影响，尤其是在用户分析能力差或对信息质量掌握不佳的情况下（苏斯曼、西格尔，2003）。医生的信息包括：医生的线上经验、医生的线下专业知识以及医生工作所在医院的位置和级别。

医生的线上经验是一种形式的认知资本（韦斯科、法拉杰，2005），是衡量知识贡献和专业经验的重要指标。医生通过积极回复问题来获得线上经验。医生的线下专长包括专业的临床职称和特长（例如，心脏病专家、肿瘤专家）。医生的线下专长是另一种形式的认知资本。医生的线上经验越丰富或线下专长越明显，他们提供有价值的见解的可能性就越大（康斯坦特、斯普鲁尔、基斯勒，1996；韦斯科、法拉杰，2005）。地区的经济发展程度影响了医疗资源的分布（叶玮、王辉，1998）。在线健康社区中的医生可以帮助弥补医疗资源分布的地域失衡（高嘉 等，2016）。在经济发展良好的发达地区工作的医生通常情况下具有更好的专业能力、洞察力、合作伙伴、设备和资源（卢夫特、葛伟文、马克，1990；摩萨德格拉德，2014）。医院级别代表医院的规模、环境、设备、技术水平、医学护理以及资源和声誉等，这些因素都会影响用户对就诊的选择（卢夫特 等，1990；摩萨德格拉德，2014；叶玮、王辉，1998）。来自发达城市、更高级别医院的医生，更可能会被认为具有更高权威性和经验更丰富。

根据 ELM 或 KAM，信息源的可信度将通过外围路径影响用户的态度或行为（苏斯曼、西格尔，2003）。本书研究认为医生的线上经验、线下专长、医生所在医院的地区经济发展水平或医院级别将会通过外围路径影响用户对医生回复信息的采纳。因此，本书提出以下假设：

H2a：医生过去的线上经验可以促进用户对回复的采纳决策。

H2b：医生的线下专长可以促进用户对回复的采纳决策。

H2c：医生所在医院的地区经济发展水平越高，用户采纳其回复的可能性就越大。

H2d：医生所在医院的级别越高，用户采纳其回复的可能性就越大。

在问答线程中，用户的参与反映了以下事实：用户可能对答复的细节感到困惑或感兴趣，然后可能提出更多的子问题，并在线程讨论中与某些医生进行更多的互动以消除疑问，直到没有疑问或感到满意为止。

之前的研究表明，信息接收者的参与是影响解释可能性的重要因素，并且个体的态度或行动改变受接收者的动机或能力的影响（苏斯曼、西格尔，2003）。根据精细加工可能性模型 ELM（巴塔切尔吉、桑福德，2006），决定性因素通过动机或能力影响解释可能性。在高动机或高能力下，信息源可信度的重要性就不再是那么重要了，因为个人将直接审查信息内容（信息质量）；在动机或能力较低的情况下，信息源的可信度就成为用户接受或拒绝信息的重要线索。因此，信息接收者的动机越强，信息质量就越重要，而信息源的可信度就越不重要。因此，本书提出以下假设：

H3a：高的用户参与程度会正向调节医生回复的易理解性对用户知识采纳行为的影响。

H3b：高的用户参与程度会正向调节医生回复的相关性对用户知识采纳行为的影响。

H3c：高的用户参与程度会正向调节医生回复的完整性对用户知识采纳行为的影响。

H3d：高的用户参与程度会正向调节医生回复的客观性对用户知识采纳行为的影响。

H3e：随着用户参与程度的提高，医生回复的及时性对用户知识采纳行为的正向影响越强；相应地，负向影响会越小。

H3f：随着用户参与程度的提高，医生回复的位置对用户知识采纳行为的正向影响越明显；相应地，负向影响会越小。

H4a：用户参与程度会负向调节医生的线上经验对用户知识采纳行为的影响。

H4b：用户参与程度会负向调节医生的线下专长对用户知识采纳行为的影响。

H4c：用户参与程度会负向调节医生工作所在医院的地区经济发展水平对用户知识采纳行为的影响。

H4d：用户参与程度会负向调节医生工作所在医院级别对用户知识采纳行为的影响。

第三节　实现方法

一、研究上下文

本书研究的上下文数据来自有问必答网（www.120.com），这是中国最受欢迎的免费问答在线健康社区之一，其中来自不同地区、具有不同临床职称、不同医院级别的数以万计的实名认证医生在线提供免费咨询服务。该网站包含以下几方面的丰富信息：医生与用户的互动问答（问题和回复、子问题/子回复等）、用户（年龄、性别、位置）和医生（职称、专业肖像、医院信息）的个人信息以及用户采纳标签等，因此，该网站非常适合本书搜集数据并进行实证研究。有问必答网的医患问答线程截图如图5.2所示，包含多个医生的回复帖子。

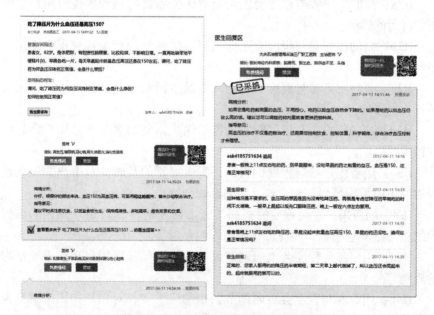

图5.2　有问必答网医患问答线程截图

医疗资源匮乏是一个全球性的问题，中国也不例外。同时，中国的医患关系也相对紧张。尽管已经努力进行了许多医疗改革，并广泛建议轻度疾病患者到社区诊所，重度疾病患者到三甲医院，但是，无论医疗资源如何短缺，在线下，中国的大多数患者用户还是更愿意排队等候专家医生（主任医师、副主任医师），而不是去看普通医生（住院医师、主治医师）（曹谦 等，2017；郭佳，2017；洪嘉、吴华、鲁宁，2016）。这种情况自然加剧了医疗资源短缺状况。专业的医患问答在线健康社区可以部分缓解这些短缺，缩小地区分布不平衡，并允许有限的医疗资源得到更充分的利用。用户通常会在去医院之前在线咨询医生，以更好地了解自身的病情，并准备提出更多的问题以协助治疗。来自不同地区、不同医院级别的具有不同职称的医生通过在线健康社区回复用户的问题。在线健康社区不仅仅只有较高职称的医生——他们的日常工作通常很繁忙，因此，在线健康社区鼓励让只具有普通职称的医生在网上做出贡献并建立声誉。

二、实验数据

本书使用自动 python 爬虫下载了有问必答网截至 2017 年 4 月 30 日近 18 个月的线程级的问答数据。一个线程中有一个用户提问和多个医生进行回复。本书选择了该平台上最常见的几种代表性疾病：急性疾病（例如感冒、肺炎、腹泻）、恶性疾病（例如与肿瘤相关的疾病）、慢性疾病（例如高血压、糖尿病、不育症）、相关儿科疾病（例如小儿呼吸系统疾病、手足口病）以及性和泌尿生殖系统疾病（例如性传播感染、妇科疾病、乳腺疾病、泌尿科疾病）。如表 5.2 所示，本书总共获取了 95 000 个线程，包括 293 000 个答复。本书通过删除中国境外用户、空问题或仅有一名医生回复的线程数据来清理数据。经过数据清洗，最终的数据中包含 24 634 个线程、101 000 个回复，平均每个线程有 1 个问题和 4 个回复；每个线程都以回复被用户采纳结束。

表 5.2　线程级的问答数据集　　　　　　　　单位：条

数据属性	问答线程数据集
线程数量	95 000
回复数量	293 000
清洗过后的线程数量	24 634

表5.2(续)

数据属性	问答线程数据集
清洗过后的回复数量	101 000
最终的每个线程包含的回复数量	4

（一）因变量

用户的采纳决策是因变量。采纳和不采纳回复分别被标记为 1 和 0 即它是一个二进制变量。

（二）自变量

基于 ELM，信息质量对于用户感知回复的有效性非常重要。它可以用信息质量来衡量（张克曼 等，2008；王国安 等，2011；李枫林、张俊兮，2018）。相应地，可以根据数据的准确性、及时性、可靠性、相关性、完整性和一致性来衡量信息质量（王仁勇、斯特朗，1996）。因此，在前人研究的基础上，本书研究的信息质量的六个中心路径变量即易理解性、相关性、完整性、客观性、及时性和结构性通过对问答数据进行文本分析得出。它们的测量如下：

（1）易理解性。根据前人的研究（高斯、伊佩罗提斯，2011；王国安 等，2011；特巴赫，2009；阿巴西、陈华，2008），文中使用句子与单词的比率，以及名词、形容词、动词、副词（由词性标记识别）和标点符号与句子的比率（用以识别语法复杂性）（鲁利、萨帕拉斯、恩图拉斯，2010）来测量易理解性。包含较少单词的句子可以提高感知信息的清晰度，而简单的单词则可以提高易理解性，从而提高信息质量。

（2）相关性。根据前人的研究（特巴赫，2009；李进华、张婷婷，2018），本书的研究使用问题和回复的相关性来衡量信息质量和信息有效性。本书使用三个测量维度来计算相关性：问题和答案的余弦相似度、当前回复相对于同一线程中其他回复的质心、问题类别和答案类别的一致性。

本书使用了两种相关性计算方法。第一种是计算在知识抽取前，问题和回复的余弦相似性，使用的是从 tfidf 向量空间模型得到的句子向量，这种模式没有考虑句子上下文的语法和语义信息，使得计算结果不够精确。因此，本书进行了疾病诊断和疾病用药管理的知识抽取（健康饮食、运动等的知识抽取后期将继续加入），使用句子嵌入向量（由经过 Word2Vec 模型训练的词嵌入向量和词的 tfidf 加权求和得到）进行问题和回复的余弦相似性计算，这种词嵌入向量由前面第三章在关系抽取前由海量数据经过 Word2Vec 模型训练而得到，包含了更多的语法和语义信息，从而使得变量的计算更加精准。详见附录 A1。

当前回复对其他回复的质心的计算在知识抽取前后用同一种方法进行计算。问题和回复的一致性计算在知识抽取前通过 LDA 主题分类，确定问答中包含两个主题，一个是与疾病诊断相关的，另一个是与健康管理相关的。最初的计算仅仅依靠现有词典以及疾病诊断和健康管理方面的高频词，信息涵盖不够全面和准确。因此，本书在原来词典和高频词的基础上，进行了在线健康社区中疾病诊断和疾病用药管理的知识抽取（健康饮食、运动等的知识抽取后期将继续加入），通过知识抽取获取到的知识还加入了疾病百科中疾病诊断和疾病用药管理的知识，比仅仅使用词典和高频词获得的问题和回复一致性准确性更高，变量计算更准确。详见附录 A2。

（3）完整性。完整性反映了媒介满足用户信息需求的能力。它指的是任务要求的解决方案的广度、深度和范围（王仁勇、斯特朗，1996）。在问答健康社区中，讨论线程是解决问题和与其他人交互的主要渠道。在交互过程中，信息接收者可能会提出额外的子问题，例如有关原始问题的解释以及反馈等，并且回复者可以在原回复的基础上来表达自己的意见，例如产生相对于用户子问题的子回复。因此，本书将完整性测量为线程中医生与用户的交互所产生的问题或子问题对应的医生回复或子回复的总数（舍瓦贝、普雷斯地平，2005）。

（4）客观性。客观性反映了数据的无偏性（王仁勇、斯特朗，1996）。信息的客观性在一定程度上影响信息质量（柯南特、波恩 2005）。主观和客观的情感分析在社交媒体中被用于分析文本内容的主观性或客观性的研究非常广泛和普遍（李永伟 等，2002；高斯、伊佩罗提斯，2011）。根据前人的研究，本书计算了回复中客观的句子总数与总的句子数量的比值以衡量客观性（金家华，2016），相关算法及计算过程见附录 B。

（5）及时性。及时性反映了任务的时间要求（王仁勇、斯特朗，1996）。以前的研究认为帖子的时间跨度与产品评论的质量和有用性相关（高斯、伊佩罗提斯，2011）。因此，本书使用问答的时间跨度来反向测量及时性（特巴赫，2009）。

（6）结构性。在问答线程讨论中，回复帖子可以响应到其之前的所有帖子。这被称为线程的话语/回复结构。线程中的回复位置（结构）会影响用户对信息质量的感知（阿斯霍夫 等，2011）。之前的研究表明，问答线程中回复的位置与其效用和质量密切相关（周苏、郭兵，2017），并且此类回复通常不在该线程的底部（最后的答复位置）（洪灵、戴维森，2009；周苏、郭兵，2017）。根据之前的研究，本书使用回复的当前位置与回复总数之比来反向测量线程的结构性（即回复位置），公式如下：

$$回复位置(m) = \frac{第 \, m \, 个回复在线程中的位置}{总的回复人数} \tag{5.1}$$

尽管之前的研究提出了一些关于信息源可信度的变量，但很少有学者研究医患问答在线健康社区中的信息源可信度。结合医患问答健康数据，本书为信息源可信度提供了四个新变量：医生的线上经验、医生的线下专长、医生工作所在医院的位置以及医院的级别。信息源的可信度捕获了信息的权威性和可靠性（希肯，1980），它由两部分组成：能力和可信度。在线健康社区中的医生都是经过实名注册的，以激发用户感知其可信性，而能力则体现在医生的知识和专长上（莱万多夫斯基，2007；刘旭、王国安、乔赫里，2012）。在本书的研究中，无法对医学知识进行直接衡量，因此本书使用从医生个人资料中搜集的有关医生过去线上经验的数据（采纳率和用户满意度）对其进行了测量。专长是来自医生个人肖像中的数据（线下的临床职称）、医生专长肖像（例如心脏病专家、肿瘤科专家）和问题的余弦相似度，以及医生专长肖像和回复的余弦相似度。医生的专业职称（住院医师、主治医师、副主任医师和主任医师）分别被标记为 1、2、3、4。通常，住院医师和主治医师被称为"普通医师"或"全科医生"，而主任医师和副主任医师被称为"专家医师"或"高级医师"。

每个医院都有一定的权威性和可信赖性（摩萨德格拉德，2014），可以通过其所在位置或级别对其进行评估（叶玮、王辉，1998）。医院所在的位置通过该医院所在的地区确定：东部、中部或西部。地区的经济发展会影响医疗资源的分布（叶玮、王辉，1998）。在中国，东部发达地区的医院（在本书中，所有的医院都是县级以上的城市医院）的平均水平要好于中西部欠发达地区的医院（叶玮、王辉，1998）。医院级别分为 10 个级别（我国医院分为甲级、乙级、丙级三级，每个级别又分为三个子级：一级、二级和三级。此外，还有一个最高级别"特三甲"或"超三甲"，因此共10 级）。在发达地区的医院工作的医生或者在较高级别医院工作的医生的信息会影响用户对就医诊治的选择（卢夫特 等，1990；摩萨德格拉德，2014；叶玮、王辉，1998）。

（三）调节变量

在本书的研究中，问答数据是线程级别的。用户参与是在线程上用户可能对医生回复的细节感到困惑或感兴趣，然后可能提出更多的子问题，并与某些医生进行更多互动以消除疑问。本书根据这些来衡量用户的参与即用户提问的情况。

（四）控制变量

表5.3描述了影响用户采纳行为的变量及其测量。控制变量包括用户的年龄、性别、地理位置和疾病类型。

表5.3　用户采纳行为的影响变量及其测量

变量类型	变量名称	描述及测量
因变量	用户的采纳决策	用户对一个给定回复的采纳，要么是1（回复被采纳）要么是0（回复不被采纳）
控制变量（用户的个人信息）	年龄	0到100之间的常量
	性别	哑变量：女性、男性分别被表示为1和0
	地理位置	哑变量：省份数据，包括地区；东部地区、中西部地区分别被表示为1和0
	疾病种类	哑变量：急性和严重疾病表示为1，慢性、与儿科相关的以及与性和生殖相关的疾病被表示为0
自变量（信息质量：医生对用户问题的回复）	易理解性（特巴赫，2009；阿巴西、陈华，2008）	医生回复中句子和单词的比率
		在医生的回复中，名词、形容词、动词和副词以及标点符号在句子中的比率
	相关性（阿吉希坦、刘洋、苄基，2009；特巴赫，2009）	问题和回复的余弦相似性
		在同一个线程中，当前回复相对于其他回复的质心
		问题分类和回复分类的一致性
	完整性（舍瓦贝、普雷斯地平，2005）	总的回复和子回复的数量——对应于在线程讨论过程中，医患交互产生的问题和子问题
	客观性（金家华，2016）	医生回复中客观的句子数量与总的句子数量的比率
	及时性（特巴赫，2009）	问题提问时间和医生回复时间的时间跨度
	结构性（阿斯霍夫 等，2011）	当前回复位置与总的回复个数的比率
自变量（信息源的可信度）	医生的线上经验	采纳率
		用户满意度

变量类型	变量名称	描述及测量
自变量(信息源的可信度)	医生的线下专长	医生的职称级别
		医生的专长肖像和问题的余弦相似性
		医生的专长肖像和回复的余弦相似性
	医院位置	哑变量：医生工作所在医院的位置；东部地区、中西部地区分别被表示为1和0
	医院级别	医生工作所在医院的级别，共10级
调节变量	用户的参与	用户在线程讨论过程中提出子问题的数量

（五）变量相对性计算

用户的采纳决策取决于信息质量和信息源的可信度。而数据分析是线程级别的，相对于用户的问题，医生的回复被认为是绝对值。但是，采纳决策是在许多线程级别上进行分析的，因此必须将绝对值转换为相对值。

例如，同一位医生可能针对不同的问题在线程1和线程2上提供类似的答复，并且在线程1上的医生的信息源可信度可能会较高，而在线程2中医生的信息源可信度可能会较低，从而导致在两个线程中相应的采纳或不采纳的结果。如果不进行相对性转换，所获得的结果可能是互相矛盾的。因此，本书使用下面的公式进行转换：

$$RalativeValue_{mn} = \frac{AbsoluteValue_{mn} - Min_{mk}}{Max_{mk} - Min_{mk}} * CONSTAN \qquad (5.2)$$

$AbsoluteValue_{mn}$ 是变量 m 对回复 n 的绝对值，Min_{mk} 是变量 m 在线程中的最小值，Max_{mk} 是变量 m 在线程中的最大值，$RalativeValue_{mn}$ 是变量 m 对线程中回复 n 的相对值，CONSTANT 是一个常量，在本书中取1。

（六）模型构建

为了检验上面提出的假设，本书构建了一个用户知识采纳模型，用于检验影响用户知识采纳决策的直接效应和调节效应：

$$\hat{Y} = \beta_0 + \beta_1 易理解性 + \beta_2 相关性 + \beta_{3v} 完整性 + \beta_4 客观性 + \beta_5 及时性 +$$
$$\beta_6 结构性 + \beta_7 线上经验 + \beta_8 线下专长 + \beta_9 医院信息 + \beta_{10} 用户参与 \times$$
$$决定性因素 + \beta_{11} 控制变量 + \varepsilon \qquad (5.3)$$

β_0 是截距项；$\beta_1 \sim \beta_{11}$ 是变量的系数；决定性因素是信息质量和信息源可信度的影响因素。

第四节　实验结果分析和讨论

一、主要结果

经过数据清理的 24 634 条线程包含 101 000 条答复，被用于本书的实证分析。

在进行知识抽取前，信息质量中相关性特征变量里面的问题和回复的余弦相似性使用的是从 tfidf 向量空间模型得到的句子向量，这种模式没有考虑句子上下文的语法和语义信息，使得计算结果不够精确。因此，本书进行了疾病诊断和疾病用药管理的知识抽取（健康饮食、运动等的知识抽取后期将继续加入），使用句子嵌入向量（由经过 Word2Vec 模型训练的词嵌入向量和词的 tfidf 加权求和得到）进行问题和回复的余弦相似性计算，这种词嵌入向量是由前面第三章在关系抽取前由海量数据经过 Word2Vec 模型训练而得到的，包含了更多的语法和语义信息，从而使得变量的计算更加精准。

在进行知识抽取前，信息质量的维度特征相关性里面的问题和回复的一致性计算仅仅依靠的是现有词典和疾病诊断以及健康管理方面的高频词，信息涵盖不够全面和准确。因此，本书进行了在线健康社区中疾病诊断和疾病用药管理的知识抽取（健康饮食、运动等的知识抽取后将期继续加入），另外还加入了疾病百科中的疾病诊断和用药管理知识，比仅仅使用词典和高频词获得的问题和回复一致性的准确性更高，变量获取更准确。

表 5.4 显示了进行知识抽取后的 24 634 个线程的描述性分析结果和 Pearson 相关系数矩阵。

表 5.4 描述性统计和变量的相关系数矩阵

变量	均值	标准差	最小值	最大值	1	2	3	4	5	6	7	8	9	10	11	12
采纳决策	0.25	0.44	0	1	1											
易理解性	0.65	0.075	0.25	0.90	0.11***	1										
相关性	0.91	0.10	0.08	1	0.15***	-0.03**	1									
完整性	6.44	4.04	1	34	0.23***	-0.08*	-0.01	1								
客观性	0.53	0.64	0.37	0.96	0.13***	-0.06*	0.10**	0.04**	1							
时间跨度（分钟）	4 008.88	178 120.16	0.15	523 931.32	-0.08***	-0.03*	0.01**	-0.02*	-0.01**	1						
回复位置	3.24	2.53	1	19	-0.21***	-0.03*	-0.04*	0.03*	-0.01**	0.04**	1					
采纳率	0.040	0.061	0	1	0.18***	-0.03*	-0.04*	0.10**	-0.02**	-0.07**	-0.06*	1				
用户满意度	0.67	0.26	0.00	1.00	0.12***	-0.03*	-0.06*	0.07*	-0.01	-0.03*	-0.06**	0.80***	1			
线下专长	1.79	0.96	1	4	-0.08***	0.02*	-0.01*	0.03*	-0.02**	0.13**	-0.05**	-0.01*	-0.08**	1		
医院位置	0.31	0.51	0	1	-0.10***	0.01	-0.01*	-0.06*	-0.03**	0.15**	-0.04	-0.08	-0.10	0.25	1	
医院级别	3.49	2.67	1	10	-0.11***	0.01**	-0.01*	-0.07*	-0.04*	0.17*	-0.04	-0.07*	-0.12*	0.21*	0.80*	1

注：$^*p < 0.10$，$^{**}p < 0.05$，$^{***}p < 0.01$。

从方差膨胀因子（VIF）测试结果来看，最高的 VIF 是医生的线下专长，为 6.132。因为所有的 VIF 都在 10 以下，所以可以认为没有多重共线性（海尔、布莱克、巴宾海尔，2006）。

本书使用软件 SPSS 24.0 中的 Logistic 回归来分层检验本书提出的假设，使用知识抽取前的 Logistic 回归的结果如表 5.5 所示。模型 1 仅包含控制变量，同时，本书还在模型 1 中控制了用户参与程度对用户采纳决策的影响。在模型 2 中添加了有关信息质量和信息源可信度的影响因素。模型 3 展现了调节变量用户参与程度的影响，通过添加用户参与程度和信息质量或信息源可信度的决定性因素在用户采纳决策上的交互影响，来检查其对用户采纳决策的影响。

表 5.5　知识抽取前用户的采纳决策的 Logistic 回归分析

用户的采纳因素	模型 1		模型 2		模型 3	
	β	OR	β	OR	β	OR
年龄	0.001*** (0.001)	1.001	0.002*** (0.001)	1.002	0.002*** (0.001)	1.002
女性	0.013** (0.016)	1.013	0.011** (0.016)	1.011	0.012** (0.017)	1.012
东部地区	−0.015** (0.002)	0.985	−0.014 (0.023)	0.986	−0.013** (0.002)	0.987
急性和严重疾病	−0.959*** (0.031)	0.383	−1.261*** (0.032)	0.283	−1.890*** (0.032)	0.151
用户参与程度	2.496*** (0.007)	12.133	1.982*** (0.007)	7.257	1.268*** (0.008)	3.553
易理解性			0.005** (0.001)	1.005	0.006** (0.004)	1.006
相关性			0.913*** (0.080)	2.491	0.665*** (0.122)	1.944
完整性			0.011*** (0.001)	1.011	0.005*** (0.004)	1.005
客观性			0.052** (0.037)	1.053	0.055** (0.049)	1.056
时间跨度			−0.015*** (0.009)	0.985	−0.011*** (0.009)	0.989

表5.5(续)

用户的采纳因素	模型1		模型2		模型3	
	β	OR	β	OR	β	OR
回复位置			-0.295 *** (0.005)	0.744	-0.251 *** (0.006)	0.778
线上经验(采纳率)			6.357 *** (0.143)	576.514	4.649 *** (0.152)	104.480
线下专长			-0.112 *** (0.009)	0.894	-0.081 *** (0.013)	0.922
东部地区医院			-0.235 *** (0.053)	0.790	-0.259 *** (0.053)	0.771
医院级别			-0.064 *** (0.008)	0.938	-0.025 *** (0.009)	0.975
用户参与×易理解性					0.004 (0.003)	1.004
用户参与×相关性					0.137 *** (0.164)	1.146
用户参与×完整性					0.002 *** (0.003)	1.002
用户参与×客观性					0.241 (0.147)	1.272
用户参与×时间跨度					-0.114 *** (0.002)	0.892
用户参与×回复位置					-0.312 (0.011)	0.731
用户参与×线上经验					1.924 *** (0.484)	6.848
用户参与×线下专长					-0.095 *** (0.017)	0.909
用户参与×东部地区医院					-0.086 (0.118)	0.917
用户参与×医院级别					-0.029 *** (0.013)	0.971
常数	-1.187 *** (0.026)	0.305	-1.543 (0.109)	0.214	-2.414 *** (0.169)	0.089

表5.5(续)

用户的采纳因素	模型 1		模型 2		模型 3	
	β	OR	β	OR	β	OR
−2 log likelihood	110 373.842		100 440.681		90 205.884	
Nagelkerke R^2	0.204		0.441		0.464	
Percent correct	52.5		77.5		79.5	
线程数量	24 634		24 634		24 634	

注: $^*p < 0.10, ^{**}p < 0.05, ^{***}p < 0.01$, OR 代表 Odds Ratio 即 expβ。

进行知识抽取后，信息质量的相关性变量被重新计算。在知识抽取完成后，用户知识采纳行为的影响因素用 Logistic 回归后的结果如表 5.6 所示。

表 5.6　知识抽取完成后用户知识采纳决策的 Logistic 回归分析

用户的采纳因素	模型 1		模型 2		模型 3	
	β	OR	β	OR	β	OR
年龄	0.001*** (0.001)	1.001	0.002*** (0.001)	1.002	0.002*** (0.001)	1.002
女性	0.013** (0.016)	1.013	0.011** (0.016)	1.011	0.012** (0.017)	1.012
东部地区	−0.015** (0.002)	0.985	−0.014 (0.023)	0.986	−0.012** (0.002)	0.988
急性和严重疾病	−0.959*** (0.031)	0.383	−1.127*** (0.032)	0.324	−1.653*** (0.032)	0.191
用户参与程度	2.496*** (0.007)	12.133	1.736*** (0.007)	5.674	1.313*** (0.008)	3.717
易理解性			0.112** (0.001)	1.118	0.106** (0.004)	1.111
相关性			3.076*** (0.080)	21.671	2.911*** (0.122)	18.375
完整性			1.122*** (0.001)	3.070	0.906*** (0.004)	2.474
客观性			0.147** (0.037)	1.158	0.132** (0.049)	1.141

表5.6(续)

用户的采纳因素	模型 1		模型 2		模型 3	
	β	OR	β	OR	β	OR
时间跨度			-0.632 *** (0.009)	1.881	-0.534 *** (0.009)	0.586
回复位置(结构性)			-0.317 *** (0.005)	1.373	-0.341 *** (0.006)	0.711
线上经验(采纳率)			6.012 *** (0.143)	408.299	5.102 *** (0.152)	164.350
线下专长			-0.315 *** (0.009)	0.729	-0.287 *** (0.013)	0.750
东部地区医院			-0.412 *** (0.053)	0.662	-0.382 *** (0.053)	0.682
医院级别			-0.413 *** (0.008)	0.661	-0.346 *** (0.009)	0.707
用户参与×易理解性					0.154 (0.003)	1.166
用户参与×相关性					0.615 *** (0.164)	1.849
用户参与×完整性					0.568 *** (0.003)	1.764
用户参与×客观性					0.354 (0.147)	1.424
用户参与×时间跨度					-0.463 *** (0.002)	0.629
用户参与×回复位置					-0.526 (0.011)	0.590
用户参与×线上经验					2.231 *** (0.484)	9.309
用户参与×线下专长					-0.095 *** (0.017)	0.909
用户参与×东部地区医院					-0.281 (0.118)	0.755
用户参与×医院级别					-0.165 *** (0.013)	0.847

表5.6(续)

用户的采纳因素	模型 1		模型 2		模型 3	
	β	OR	β	OR	β	OR
常数	−1.187*** (0.026)	0.305	−1.642 (0.109)	0.193	−2.558*** (0.169)	0.077
−2 log likelihood	110 373.842		100 440.681		90 205.884	
Nagelkerke R²	0.204		0.441		0.464	
Percent correct	52.5		80.8		82.7	
线程数量	24 634		24 634		24 634	

注：$^{*}p < 0.10$，$^{**}p < 0.05$，$^{***}p < 0.01$，OR 代表 Odds Ratio 即 $\exp\beta$。

通过对比表5.5、表5.6可以发现，使用关系抽取后相关性的系数在模型2中由相关性（$\beta = 0.913$，OR $= 2.491$，$p < 0.01$）变化为（$\beta = 3.076$，OR $= 21.671$，$p < 0.01$），可以明显看出相关性系数在进行关系抽取后增加了2.613，说明通过更精准的相关性计算，相关性提升了对用户采纳行为的影响，表明相关性对结果的影响更加明显，即问题和回复的相关性越强，就越能显著增加用户对回复的采纳概率。表中其他变量的数值也存在不同程度的轻微影响，但总体系数的符号和显著性保持一致。我们对进行知识抽取后得到的表5.6的结果分析如下：

假设H1指出信息质量的影响因素会通过中心路径影响用户的采纳决定。从表5.6的第3列可以明显看出，结果支持假设H1a、H1b、H1c和H1d，因为易理解性（$\beta = 0.112$，OR $= 1.118$，$p < 0.05$）、相关性（$\beta = 3.076$，OR $= 21.671$，$p < 0.01$）、完整性（$\beta = 1.122$，OR $= 3.070$，$p < 0.01$）和客观性（$\beta = 0.147$，OR $= 1.158$，$p < 0.05$）正向显著地关联于用户的采纳决策；而时间跨度（$\beta = -0.632$，OR $= 1.881$，$p < 0.01$）、结构性（$\beta = -0.317$，OR $= 1.373$，$p < 0.01$）负向显著地关联于用户的采纳决策。这表明医生回复的时间跨度越大和医生回复在线程中的位置越靠后，用户采纳其回复的可能性就越小；因此，H1e和H1f得到了支持。因此，通过表5.6模型2的结果可以看出，所有中心路径的假设H1a~H1f都得到了支持。

假设H2指出信息源的可信度的影响因素通过外围路径影响用户的采纳决定。如表5.6的第3列所示，医生的线上经验（采纳率）（$\beta = 6.012$，

OR = 408. 299，$p < 0.01$）与用户的采纳决策显著正相关，从而假设 H2a 得到支持。但是，实验结果不支持 H2b 和 H2d，因为医生的线下专长（$\beta = -0.315$，OR = 0.729，$p < 0.01$）和医院级别（$\beta = -0.413$，OR = 0.661，$p < 0.01$）负向显著地关联于用户的采纳决策。H2c 假设医院的位置会对用户的采纳决策产生积极影响。与经济不发达的中西部地区相比，经济较发达的东部地区医院中的医生较少（$\beta = -0.412$，OR = 0.662，$p < 0.01$）被看到他们的回复被采纳，因此 H2c 不被支持。

精细加工可能性模型 ELM 指出，用户参与会增强动机从而增加信息质量影响因素的重要性（假设 H3）。表 5.6 的第 4 列的结果表明，随着用户参与程度的上升，相关性和完整性对用户采纳决策的重要性显著增加。这可以通过正向且显著的交互项得到证明：用户参与×相关性（$\beta = 0.615$，OR = 1.849，$p < 0.01$）、用户参与×完整性（$\beta = 0.568$，OR = 1.764，$p < 0.01$），因此结果支持 H3b 和 H3c。同时，用户参与降低了时间跨度对用户采纳决策的重要性，这由交互项用户参与×时间跨度（$\beta = -0.463$，OR = 0.629，$p < 0.01$）的负向显著的交互项系数证明。这表明随着用户参与程度的上升，时间跨度的负向主效应（$\beta = -0.632$，OR = 1.881，$p < 0.01$）对用户采纳决策的负向影响变得更小。这意味着随着用户参与程度的上升，用户不太可能采纳具有较大时间跨度的答复。相反，由于用户期望得到及时的回复，医生回复的及时性越强，就越有可能被采纳。因此，该结果支持 H3e。此外，用户参与并没有增加信息质量的易理解性、客观性和结构性的重要性，这由交互项非显著的系数得到证明：用户参与×易于理解、用户参与×客观性和用户参与×回复位置，因此，结果不支持 H3a、H3d 和 H3f。

ELM 表明用户参与会增强动机，从而降低了信息源可信度影响因素的重要性（假设 H4）。从表 5.6 的第 4 列可以看出，假设 H4a 不被支持。相反，结果表明，随着用户参与程度的上升，医生线上经验对用户采纳决策的重要性也显著增加，这从交互项用户参与×线上经验（$\beta = 2.231$，OR = 9.309，$p < 0.01$）的系数结果可以看出：交互项用户参与×医生的线下专长和用户参与×医院级别的系数显著为负。因此，该结果支持假设 H4b 和 H4d。这表明，随着用户参与程度的上升，医生的线下专长和医院级别对用户采纳决策的重要性显著下降。同时，由于交互项用户参与×东部地区医院的系数不显著，因此结果不支持 H4c。

从以上实证结果可以看出，本书的大多数假设得到了支持。本书的实证结果表明，回复医生的线上经验越丰富，该回复被采纳的可能性就越大；并且回复医生的线下专长越明显，该回复被采纳的可能性就越低。为了进一步解释实验结果，本书在数据集中随机调查了100名实名认证医生，发现几乎所有具有较高临床专业职称的医生都在该网站或好大夫网站（中国最大的付费电话咨询平台）上提供付费的电话咨询（通过网站）服务以实现经济回报。根据一项研究（王金宁、赵彦林、余辉，2017），好大夫网站上60%以上的医生具有高级职称，好大夫网站上80%以上的医生来自三甲医院，并且提供付费电话咨询服务。而免费的咨询完全取决于医生的意愿和热情（郭佳，2017）。由于缺乏实质性的激励措施，因此临床职称高、忙于常规工作和付费电话咨询的医生在免费的问答平台上很少回复问题，进而他们的回复被采纳的也就较少。这与之前的研究（王国安 等，2017）一致：在发达城市，线下职称较高的医院医生在问答健康社区中的贡献较少。

二、稳健性检验

为了进一步检验本书研究模型的稳健性，根据之前的研究（曹谦 等，2017；郭佳，2017；洪嘉、吴华、鲁宁，2016），本书将用户满意度作为衡量医生线上经验的另一种测量或代理变量。事实上，用户满意度在本书研究的语料中是网友满意度。用户看到某个医生的回复，他感知到医生回复中的信息质量，获得满意，然后给医生点赞，通过累计一定数量的"赞"，医生获得越来越高的用户满意度。这是用户对医生回复的线上评分。根据之前的研究（吴华、鲁宁，2016），医生的线上荣誉通过用户给医生的评分获得。在曹谦等（2017）的研究中，医生的投票热度（代表了线上口碑）作为医生线上经验的一种测量，同时医生的在线服务星级作为医生线上经验的一个代理变量。在郭佳（2017）的研究中，医生接受的非物质的社会回报即医生的线上经验，通过医生收到的感谢信、投票热度、虚拟礼物来表示。因此，本书的研究用医生的在线用户满意度作为医生线上经验的代理变量是合适的。最后，通过稳健性检验，得到的结果与上述结果基本一致，如表5.7所示，因此该模型被认为是稳健的。

表 5.7　Logistic 分析用户的采纳决策（稳健性检验）

用户的采纳因素	模型 1		模型 2		模型 3	
	β	OR	β	OR	β	OR
年龄	0.001*** (0.001)	1.001	0.008*** (0.018)	1.008	0.009*** (0.016)	1.009
女性	0.013** (0.016)	1.013	0.010** (0.018)	1.010	0.012** (0.017)	1.012
东部地区	-0.015** (0.002)	0.985	-0.013 (0.022)	0.987	-0.012 (0.023)	0.988
急性和严重疾病	-0.959*** (0.031)	0.383	-1.801*** (0.035)	0.165	-2.071*** (0.026)	0.126
用户参与	2.496*** (0.007)	12.133	2.011*** (0.007)	7.470	1.324*** (0.643)	3.758
易理解性			0.102** (0.034)	1.107	0.082** (0.039)	1.085
相关性			2.734*** (0.048)	15.394	1.987*** (0.054)	7.293
完整性			0.096*** (0.007)	1.100	0.082*** (0.012)	1.085
客观性			0.162** (0.064)	1.175	0.139** (0.060)	1.149
时间跨度			-0.032*** (0.014)	0.968	-0.041*** (0.012)	0.959
回复位置			-0.489*** (0.013)	0.613	-0.409*** (0.011)	0.664
线上经验（用户满意度）			5.702*** (0.297)	299.465	6.069*** (0.334)	432.248
线下专长			-0.259*** (0.532)	0.771	-0.287*** (0.563)	0.750
东部地区医院			-0.346*** (0.117)	0.707	-0.301*** (0.109)	1.823
医院级别			-0.213*** (0.098)	0.808	-0.113*** (0.104)	0.740
用户参与×易理解性					0.012 (0.211)	1.012

表5.7(续)

用户的采纳因素	模型1		模型2		模型3	
	β	OR	β	OR	β	OR
用户参与×相关性					0.209 *** (0.314)	1.232
用户参与×完整性					0.130 *** (0.425)	1.138
用户参与×客观性					0.589 (0.392)	1.802
用户参与×时间跨度					-0.108 *** (0.214)	0.897
用户参与×回复位置					-0.107 (0.247)	0.898
用户参与×线上经验					2.104 *** (1.354)	8.198
用户参与×线下专长					-1.006 *** (1.646)	0.365
用户参与×东部地区医院					-0.112 (0.130)	0.894
用户参与×医院级别					-0.020 *** (0.013)	0.980
常数	-1.187 (0.026)	0.305	-1.842 (0.109)	0.158	-2.019 (0.423)	0.132
-2 log likelihood	110 112.403		100 217.518		90 114.713	
Nagelkerke R^2	0.204		0.441		0.465	
Percent correct	52.5		78.2		79.6	
线程数量	24 634		24 634		24 634	

注: $^*p < 0.10$, $^{**}p < 0.05$, $^{***}p < 0.01$, OR 代表 Odds Ratio 即 expβ。

第五节　本章小结

在本章研究中，基于 ELM 和 KAM 模型，采用文本分析技术对医患问答在线健康社区中的数据进行了分析并提取变量，并采用 Logistic 回归的方法来检验影响用户采纳一个自己最满意的医生回复的影响因素。本书假设信息质量和信息源可信度的决定性因素会显著影响用户的采纳决策，并且用户的参与会调节这种关联。研究结果表明：信息质量的决定性因素会通过中心路径显著影响用户的采纳决策；信息源的可信度通过外围路径显著影响用户的采纳决策；调节变量即用户参与程度的提高，增加了相关性、完整性和医生的线上经验对于用户采纳决策影响的重要性，并降低了时间跨度、医生的线下专长和医院级别影响的重要性。在本章的最后，总结了本章研究所具有的重要的理论意义和实践意义。

在本章中，基于 ELM 和 KAM 模型，采用文本分析技术对在线问答健康社区中的数据进行了分析并提取变量，并采用逻辑回归的方法来检验影响用户采纳一个自己最满意的医生回复的影响因素。本书假设信息质量和信息源可信度的决定性因素会显著影响用户的采纳决策，并且用户的参与会调节这种关联。本书研究的数据来自中国最受欢迎的问答在线健康社区之一的有问必答网，且数据新颖、规模庞大。本书得出了以下结论：

第一，结果表明，信息质量的决定性因素会通过中心路径显著影响用户的采纳决策。医生答复的易理解性、相关性、完整性和客观性会对用户的采纳决策产生积极影响。在较长时间后回复问题的医生，其回复被采纳的可能性较小。在线程讨论中，回复位置靠后的医生，其回复被采纳的可能性也较小。这与之前的研究结果一致。前人的结果认为这些决定性因素会影响信息质量并影响用户的决策（张克曼 等，2008；朱双卡、黄洪、王文，2018；金家华，2016）。这也与之前的研究结果一致。嵌入信息中的论据的说服力会影响用户的态度，并感知到信息的价值（巴塔切尔吉、桑福德，2006；苏斯曼、西格尔，2003）。

第二，信息源的可信度通过外围路径显著影响了用户采纳决策的结果。医生的线上经验会积极影响用户的采纳决策。这与郭佳等（2017）的观点一致。医生的线上经验是另一种形式的地位资本，它促进了用户感知医生回复的可信度和价值，从而促进了用户对医生回复的采纳。具有较丰富线上经验的医生更加熟悉线上的交流风格以及线上用户的心理，并且更容易满足用户的需求，因此他们的答复很容易被采纳。与本书的假设相反，医生的线下专长以及医院的级别和位置负向关联于用户的采纳决策。其中，医院位置显示出异质的效果：相较于中西部欠发达地区医院医生的回复，东部较发达地区医院医生的回复被采纳的较少。这些结果与王国安等（2017）的研究一致：主任医师和副主任医师、三甲医院的医生以及发达大城市医院的医生在问答健康社区上的贡献较少。如前所述，免费问答平台完全依赖于医生的意愿和热情（郭佳，2017），缺乏物质和经济上的激励，对于具有较高临床职称的医生、在较高级别医院工作的医生，以及来自较发达城市的医生而言，常规工作和付费电话咨询已花费了他们太多时间，因此他们在免费问答健康社区回复的问题很少，因而他们的回复被采纳的也就很少。

第三，实证结果表明，调节变量用户参与程度，增加了相关性、完整性和医生的线上经验对于用户采纳决策影响的重要性，并降低了时间跨度、医生的线下专长和医院级别影响的重要性。出现这种结果可能存在以下几个原因：首先，用户较高的参与度表明他/她具有更多的专业知识理解能力（巴塔切尔吉、桑福德，2006；金家华，2016），因此易理解性、客观性和结构性在用户采纳决策中的作用变得不再是那么重要。其次，用户较高的参与度表明他/她需要更多信息或对答案存在疑惑。因此，当用户参与程度上升时，用户会更倾向于选择具有更丰富的线上经验、更好的医学专业知识以及有充足的时间来快速、完整地回复问题的医生（张克曼等，2008；金家华，2016）。由于缺乏时间、动机和热情，具有较高临床职称、来自较高级别医院的医生对免费咨询的问题回复较少，与用户的交互也较少，因此，他们的答复被采纳的可能性较小。这与王国安等（2017）的研究一致。最后，随着用户参与程度的上升，医生所在医院的地理位置对用户的采纳决策没有产生影响，这与黄爱华、辛格维和阿戈特（2015）的研究一致。该研究发现地理位置不会约束在线知识社区中的交互。

第四，本书研究发现，用户采纳的回复主要来自具有较丰富线上经验的医生，而不是具有较高线下专长的医生。用户的需求和心理期望是否被满足取决于医生在回复中是否包含对该问题的专业医学回复，回复的措辞，医生对用户心理的熟悉程度，以及医生提供的答案是否适当、有用且内容丰富地解决用户的问题（黄爱华 等，2015）。由于普通医生在医院中的患者相对较少，因而相对来说他们有更多的空闲时间，因此他们可以在问答在线健康社区中积极回复用户的问题。随着时间的积累，他们逐渐熟悉问答在线健康社区的交流风格，从而可以获得更高的采纳率以及用户满意度。

一、理论意义

本章研究做出了以下理论贡献：

首先，目前对问答社区中的用户知识采纳行为的研究主要针对开放型社区，如维基百科（沈晓玲，2013）、百度知道（金家华，2016）和在线知识社区（王国安 等，2011）。而本章研究将对用户知识采纳行为的研究拓展到专业的问答健康社区中，重塑了用户知识采纳行为的研究领域。本章的研究模型考虑了基于双加工理论的中心路径和外围路径对用户健康知识采纳行为的影响。与之前使用 ELM 的研究（金家华，2016）相比，在基于双加工理论的专业问答健康社区的背景下，本书提出了比以前信息质量和信息源可信度更详细、更全面的测量指标；与以前使用 KAM 的研究相比（张克曼 等，2008；苏斯曼、西格尔，2003；王国安 等，2011），本书结合ELM 和 KAM 更详细地分析了信息质量和信息源可信度的决定性因素对用户采纳决策的影响，包括调节变量用户参与对这些因素与用户采纳决策之间的关联作用。

其次，基于 ELM 和 KAM，并结合问答数据的特征，本书使用文本挖掘技术从问答数据中全面提取信息质量和信息源可信度的特征。与以前的研究（王国安 等，2011；王仁勇、斯特朗，1996）相比，本书提取了六个更详细变量来全面衡量信息质量，并提取了四个新的变量来测量信息源的可信度。同时，本书还研究了用户参与在信息质量或信息源可信度的决定性因素和用户采纳决策上的影响。

最后，通过讨论本章研究的实证结果，可以更好地理解问答在线健康社区用户的知识采纳行为。本书发现信息质量的决定性因素显著影响了用户的采纳决策。此外，医生的线上经验在外围路径上对用户的采纳决策有正向的显著影响，而医生线下专长以及医院的位置和级别对用户的采纳决策有负向的显著影响。用户参与程度越高、具有较强专业医学知识和线上经验丰富的医生，医生的答复越具有完整性、相关性和及时性，就越容易被用户采纳；在较高的用户参与程度下，医生的线下专长和医院位置及级别对用户采纳决策有负向的显著影响。这与崔件和沙阿（2016）的研究结果一致，因为用户最期待的答复是及时的、完整的，并提供与此问题相关的其他额外信息。

二、实践意义

本章的研究具有以下三个主要的实践意义：

首先，本章的发现可以帮助问答在线健康平台识别影响其改善网站服务的影响因素——设计更好的激励机制并鼓励普通医生参与，例如建立更好的荣誉和经济激励机制（郭佳，2017；王国安 等，2017）。对于健康平台而言，建立多种医患沟通渠道也很重要，例如线下的门诊预约服务（吴华、鲁宁，2018）；此外，健康平台应努力鼓励用户与这些普通医生进行线下的沟通和交流，特别是鼓励线上荣誉较高的普通医生吸引用户接受线下诊疗。

其次，本章研究发现，对于普通医生而言，健康平台问答是一个重大机遇和挑战，使他们有机会自愿参加免费咨询服务从而获得更多的线上经验。在问答健康社区中获得过帮助的用户可以与这些医生建立更深层次的沟通渠道，例如付费电话咨询和线下门诊预约服务，并得到治疗，从而提高这些医生的线下用户数量，增加职业发展机会，同时也会带来经济利益。如此下去，可以更好地实现医疗资源合理分配，从而使得患有癌症或肺炎等恶性或急性疾病、需要专家治疗的用户可以找到相关的真正专家，而患有常见疾病如胃病的用户可以找到更合适的医生。

最后，用户在采纳信息时不一定必须要选择线下专长和权威性较高的医生，而应该寻找能够满足其需求和心理期望的回复信息。因此，医生回复的信息质量和医生的线上经验更能使用户信服。本书的实证结果表明，具有较丰富线上经验的医生更适合针对普通用户进行免费的问答健康咨询。

第六章 识别在线健康社区
信息有用性的研究

　　在线健康社区虽然有规模庞大的信息，但是用户仍然很难从海量复杂的数据中直接识别出最有用的信息，因此在线健康社区范围内的搜索引擎面临的最重要的问题是：如何让用户从纷繁复杂的海量信息中找到最相关最有用的信息。医生的回复水平参差不齐，每个问题之下的医生回复可能存在无用或过时信息，还有许多冗余相似的回复、错误的回复等。因此，如何从众多医生的回复中快速准确地找出最有用的回复，对于满足用户需求、促进社区繁荣，以及使得问答健康社区成为用户获取高质量医学知识的平台都具有重要意义。本章从问答健康社区用户的采纳和点赞的知识行为着手，通过知识采纳行为理论识别并预测在线健康社区医生回复的有用性。该研究结果对于满足用户需求以及改善健康社区内的知识搜索和进行知识推荐等具有重要意义。用户采纳医生回复或者点赞医生回复的行为，是行为改变和知识获取的过程，因此也是用户的知识行为。

　　前面第三章的疾病诊断和第四章中疾病用药管理的知识抽取，为本章识别信息有用性研究中相关特征变量的提取奠定了基础，使得用户行为的研究更加精准和科学，从而获得更好的信息有用性识别结果。

　　在本书第五章研究了用户提出一个问题后，面对多个医生的回复信息，用户如何感知医生回复信息的有效性、有用性，进而采纳某医生回复这种行为。但是，面对有用的医生回复信息，用户会做出两个选择：要么采纳，要么不采纳，因此有用的医生回复信息对用户采纳决策的中介调节作用是怎样的呢？在医患问答健康社区中，采纳和点赞都意味着用户感知到了信息的有用性，但是，用户没有采纳和点赞的回复不一定就意味着没有用。因此，笔者接下来的工作是：利用预测得到的有用性标记，经过人工审核后作为研究的有用性标注，并基于 KAM 理论，进一步深入研究信息有用性在信息质量或信息源的可信度和用户采纳决策之间的中介调节作用。

第一节　背景与意义

信息技术的快速发展，使得越来越多的用户使用在线健康社区寻求专家和病友的帮助来管理自己的病情，并从他人的问题以及专家意见中受益（陈林 等，2019；刘旭 等，2019）。在线健康社区作为一种有效的知识共享和交换平台，正逐渐成为用户和医生之间进行信息和知识传递、活跃医患关系和医患沟通渠道、提升医生服务质量和效率的重要工具（刘旭 等，2019；吴华、鲁宁，2018），同时，对于缓解医疗资源匮乏、地区分布不平衡以及线下紧张的医患关系具有重要意义。在线健康社区中的用户遇到健康问题时，可以通过公共搜索引擎进行检索，查找需要的健康信息，但是不得不面临需要精确准备的关键词的问题，同时，搜索的结果可能无法很好地解决用户个性化的医疗健康需求（吴华、鲁宁，2018）。在线健康社区虽然有规模庞大的信息，但是用户很难快速地从复杂海量的数据中直接识别出最有用的信息（奥马尔 等，2009）。用户虽然可以通过在线健康社区内的搜索引擎进行搜索，但是搜索引擎提供的结果也只是相关而不一定有用，因此，识别在线健康社区医生回复的有用性变得更加重要。在线健康社区用户提出的一个问题经常会有多个医生进行回复。医生的回复有的被用户采纳，有的被点赞。医生的高质量回复对于提高用户满意度、缓解用户焦虑、加强信任、化解冲突、提高医疗资源利用率具有重要的意义（刘旭 等，2019；奥马尔 等，2009）。

在线健康社区中存在丰富的信息，包含用户和医生的个人信息、疾病诊断信息、健康管理信息、用户的采纳标签、点赞标签等。在在线问答健康社区中，想要解决众多用户提出的问题，一是需要有医生做出回复，二是需要帮助提问者快速地找到相关且最有用的回复，即构建与问题匹配的最有用的回复成为摆在学者面前的关键问题。因此，在线健康平台面临两个主要问题：第一，问答社区常常"供不应求"，每时每刻都有大量问题等待回复。于是，如何吸引、引导拥有相关知识、经验的医生对问题做出解答，是保证问答社区成为有效的知识获取平台所需要解决的基本问题之一（王国安 等，2017）。第二，在信息海洋时代，社区范围内的健康信息检索面临的最重要的问题是：如何让用户快速地从众多纷繁复杂的信息中找到最相关最有用的信息。医生回复的水平参差不齐，每个问题之下的医生回复可能存在无用或过时信息，还有许多冗余相似的回复、错误的回复等。因此，如何从众多医生的回复中快速准确地找出最有用的回复，对于满足用户需求、促进健康问答社区繁荣，以及使得健康问答社区成为用户获取高质量医学知识的平台具有重要意义，因此这是亟待平台解决的问题。本书将针对性地研究上面提到的第二个问题，即进行在线健康社区医生回复的有用性识别研究。

戴维斯认为用户更有可能采纳一个对于问题解决很有帮助、有用且易用的系统（1989）。因此，各种在线问答平台都在寻找一种机制以帮助用户找到相关且有用的信息去满足用户需求（刘旭 等，2020）。实践中平台使用最多的是社区范围内的搜索引擎。社区范围内的搜索引擎很容易找到相关信息，但是仍然很难识别出有用的回复。用户仍然需要仔细阅读搜索结果中的每一个相关的帖子。近年来，各个问答社区平台都在尝试如何促使发帖人采纳一个自己最满意的回复，或者鼓励用户对有用的回复点赞。由于这些标记行为都是用户自愿的，因此，很多有用的信息因为没有被标记而被淹没在数据的海洋中。

在线健康社区的讨论存在两种形式：线程级别和帖子级别。在知识消费过程中，用户通常先识别相关的讨论线程，然后从讨论线程中找到最有用的帖子（戴维斯，1989）。在线健康社区中提问用户标注了不同级别的有用性，最有用的回复被采纳，此外还有其他的有用回复被点赞。这种现象与一些理论观点一致，即信息有用性就是人们认为信息有价值、有用和有益（戴维斯，1989；苏斯曼、西格尔，2003）。在线健康社区可以利用这些有用信息建立已回复问题的知识库，自动防止出现重复的问题（假定提问的问题已确定了最优的被采纳回复），或对用户提问或搜索问题推荐有用性排名较高的回复。因此，本书将设计一种可以自动预测在线健康社区医生回复有用性的基于机器学习的研究框架。有用的线程一定包含了有用的帖子（医生的回复），因此，帖子级别的有用性决定了线程级别的有用性。预测线程的有用性和预测帖子的有用性用不同的数据模型来表示。线程中包含了多个帖子以获得不同的有用性功能，相较于帖子（仅含单个医生回复数据）级别的有用性，可以获得更好的效果。

信息有用性在计算调节协作（CMC）的环境下已被学者综合深入研究（萨克、伐拉西，2010）。本书将提出一种新的文本分析框架去综合全面地自动地抽取在线健康社区中的各种特征，并预测多种级别（线程级别和帖子级别）的信息有用性。本书将从信息系统设计科学的视角，运用信息系统的核心理论（威尔斯、维德迈耶、萨维，1992），设计一个信息有用性识别模型。现有信息有用性研究的概念模型大都忽略了来自设计科学的理论，它们大都利用了问题的相关性来解决信息的有用性。本书将立足于解决这一问题，从基于知识采纳模型（苏斯曼、西格尔，2003）的信息有用性出发，从信息质量和信息源的可信度两个方面采用文本挖掘技术综合地提取特征，采用多种机器学习的分类方法从帖子级别识别医生回复的有用性以及识别线程级别的有用性。本书的研究数据规模大、数据新，研究具有重要的理论意义和实践意义。

本书的研究选择中国最流行的医患问答社区之一的有问必答网作为研究语料，将医生回复中有采纳和点赞的标签作为帖子的有用性标记，并处理了错误标记和忽略标记问题来研究帖子级别的有用性。帖子级别有用说明它直接解决了问题，而在线健康社区中线程级别的信息有用性研究可以告诉我们哪些问题已经被有效解决，从而避免重复提问，也可以向社区内的搜索引擎中的用户提问推荐最有用的线程。本书的研究依据设计科学的思维提出了一个研究信息有用性的框架，有效地解决了在线健康社区中医生回复有用信息的识别问题。

第二节　理论基础

一、相关工作

如何从文本中发现有用的信息一直是研究的热点（阿巴西、陈华，2008）。在线问答社区中丰富的用户生成内容，促使大量学者进行信息和文本抽取研究，从而辅助决策（李蕾、何大庆、章成志，2018）。许多研究使用信息有用性作为研究问题、分析用户的信息需求和满意度等的工具。

本书将通过信息有用性挖掘来识别对问题有用的回复。"采纳""点赞""有用"常被作为在线平台中已经识别的有用性标签，不同的用户会感知到不同的信息有用性，这些标签也反映了用户对信息需求的满意程度（穆丹比、舒夫，2010）。信息有用性研究大多采用建立一个概念模型，再用各种因素评估感知有用性的影响因素，并提出假设，最后用数据进行验证的方式。另一种研究的方式是设计算法使其自动地评估在线信息的有用性（拉切拉、弗里斯，2012），而设计科学可以把这两种研究方式结合起来。

许多实证方法以及算法系统被用来分析或度量用户生成内容。如在在线产品评论与产品销售的关系中，发现改善用户情感（用户评分）或感知提高了产品销售（电影票房销售、订票系统等）（谢瓦利埃、梅兹林，2006；段伟 等，2008）。

对在线平台中用户生成内容的有用性研究是本书研究的文献基础。对在线评论中信息有用性的研究，例如各种在线社区或电子商务平台，都在努力识别在线评论中用户对这些有用性影响因素的感知（曹谦 等，2011；洪华 等，2017；克莱米、王飞，2017；马利克、侯赛因，2018；叶涛利、辛哈，2014）。我们总结这些文献，发现影响在线评论有用性的因素主要来自两个方面：一方面是与评论内容相关的特征，如评论的易理解性、情感、长度、及时性等；另一方面是与评论者个人相关的信息，如评论者的经验、专长、荣誉级别、点赞的数量、被采纳的数量等（贝克 等，2014；蔡安、班纳吉，2015；黄霞 等，2015；穆丹比、舒夫，2010；潘勇、张建强，2011；尹东、班德思、张海峰，2014；周莎莎、郭林，2017）。分析这两方面的因素，正好可以使用信息采纳模型作为本书研究的理论基础。尽管有很多学者在研究在线社区或在线评论中的信息有用性，以及在计算调节的交互环境中的知识分享（巴特斯比、威尔第，2015；张程明、李明凯、李宗伟，2013），但很少有学者在研究和预测在线社区中讨论或回复的信息有用性，特别是对在线健康社区中信息有用性的研究和预测更少甚至没有。本书的研究对在线健康问答社区中的医生回复进行信息有用性的预测，对于知识的有效管理具有重要的作用，对于服务用户的知识需求以及促进社区繁荣也具有重要意义。本书将通过文献回顾，借助设计科学的方法并使用文本挖掘技术对医生回复的有用性进行研究。

二、分类算法

（一）朴素贝叶斯分类算法

朴素贝叶斯分类算法基于贝叶斯定理，根据累积先验知识和从数据中搜集到的新证据对数据进行分类。朴素贝叶斯分类算法假设属性之间条件独立，X 表示特征，共有 d 个特征，$X^{(j)}$ 表示第 j 个特征，$x^{(j)}$ 表示第 j 个特征的一个值，Y 表示标签，c_k 表示标签中的一个值，一个样本的类别可以通过下列公式进行预测：

$$y = f(x) = argmax_{ck} \frac{P(Y = c_k) \prod_{j=1}^{d} P(X^j = x^j \mid Y = c_k)}{\sum_k P(Y = c_k) \prod_{j=1}^{d} P(X^j = x^j \mid Y = c_k)}$$

$$= argmax_{ck} \, P(Y = c_k) \prod_{j=1}^{d} P(X^j = x^j \mid Y = c_k) \qquad (6.1)$$

朴素贝叶斯分类算法在面对大量数据时仍有较高效率，算法简单且分类效果稳定。本书选择处理不平衡类以及特征选择算法时将基于朴素贝叶斯分类的结果。但由于其采用样本属性独立的假设，存在属性个数较多且属性间相关性较大时分类效果不佳的问题（范达姆 等，2017；阿吉希坦、刘军，2009）。

（二）SMO 算法

SMO 算法是支持向量机（support vector machines，SVM）算法中的一种（普拉特，1998）。SVM 的主要思想是让样本通过超平面进行分割，通过让样本距离超平面的距离足够远来保证泛化（阿吉希坦、刘军，2009）。为保证更高的泛化能力，要让距离超平面最近的样本点到超平面的距离足够远。样本距离超平面的距离满足下面的式子：

$$\text{Arg} \max_{w,\, b} \left\{ \min_n (label \cdot (w^T x + b)) \cdot \frac{1}{\|w\|} \right\} \qquad (6.2)$$

其中 label 为类别标签，令所有支持向量的 $label \cdot (w^T x + b) = 1$，通过拉格朗日乘子法将上式进行转化：

$$\max_a \left[\sum_{i=1}^{m} a - \frac{1}{2} \sum_{i,j=1}^{m} label^{(i)} \cdot label^{(j)} \cdot a_i \cdot a_j \langle x_i, x_j \rangle \right] \qquad (6.3)$$

$$\text{s. t} \begin{cases} C \geqslant a \geqslant 0, \\ \sum a_i \cdot label^i = 0 \end{cases}$$

其中，C 是惩罚因子。支持向量机存在计算成本小、泛化错误率低的优点，很适合处理二分类问题。约翰（1999）提出了一种序列最小化算法（sequential minimal optimization，SMO），这种算法将一个大的优化问题分解成多个小的优化问题，对小问题顺序求解的结果与对其整体的求解结果一致，由此可以简化算法，降低算法的时间复杂度，于是 SMO 被选中作为本书的训练分类器。SMO 算法的原理是每次选择两个 a、b，同时增大一个并缩小另一个，逐步求出一系列 a、b，以此计算分隔超平面。对于线性不可分问题，支持向量机常使用核函数进行低维向量向高维向量的映射。

（三）CART 决策树算法

决策树算法通过生成一系列的规则来对数据进行分类，不需要先验知识，能够筛选出其中的重要变量，能很好地处理高维数据（马利克、侯赛因，2018）。生成一棵决策树需要特征选择、分支和剪枝三个步骤。根据特征选择算法的不同有三种决策树。其中，ID3 决策树无法处理连续型变量，C4.5 决策树作为多叉树在数据量较大时较低效。而 CART 决策树既能处理连续型变量，其节点二元分裂也正适合进行信息有用与否的二元分类，且多数集成算法大多采用 CART 作为基学习器，因此 CART 决策树算法被选为本书的分类器。CART 决策树的生成过程如下：

（1）特征选择：在选择分裂节点的特征时采用 Gini 指数衡量节点的不纯度，选择 Gini 指数最小的特征作为分裂标准进行二元划分。对于样本集合 D，C_k 是 D 中属于第 k 类的样本，K 是类的个数，Gini 指数计算公式如下：

$$Gini\ (D) = 1 - \sum_{k=1}^{k} \left(\frac{|C_k|}{|D|} \right)^2 \tag{6.4}$$

（2）停止分支：当决策树符合某一停止标准时停止分裂，例如叶子节点分类所需的最小样本数。此类参数是后续实验中的调参重点。

（3）剪枝：采用代价复杂性剪枝的后剪枝算法。

（四）集成算法

集成算法精度较高，抗过拟合能力强，于是笔者选择在集成算法中将 CART 作为基学习器，用集成算法对分类器进行优化。集成算法根据基学习器的训练方法分为袋装法（Bootstrap aggregation，bagging）、提升法（boosting）、堆叠法（stacked generalization，stacking）三大类。本书选择有代表性的 ada boosting 作为集成算法分类器（阿吉希坦、刘军，2009；弗雷德利克，1996）。

ada boosting 每次训练时根据本次分类的误差率计算该弱学习器的权重系数，并增加本次弱分类器分错的样本权重，再用更新权重的样本进行下一次训练，如此不断迭代，最后根据所有弱学习器的权重计算投票结果得出最终分类标签。

第三节　基于核心理论的框架设计和实验方法

现有研究通过各种影响信息有用性的特征去评估在线评论的有用性（曹谦 等，2011），并使用了各种方法：文本回归（曹谦 等，2011；叶涛利、辛哈，2014）、集成学习（辛格 等，2017）、神经网络（李松、崔建华，2014）等。

本书对在线健康社区中每一个带有采纳标签、点赞（或有用）标签的有用和无用的回复，都用机器学习的分类方法进行学习。N-Gram 已经被证明在分类中非常有效，另外，其他的语义特征也被用来进行信息有用性的预测，并且语义特征被证明对信息有用性的预测非常有帮助（曹谦 等，2011）。许多特征被用来预测信息的有用性，如 Linux 用户论坛线程中的四个子部分：初始的问题帖子、第一个回复、所有的回复、最后一个回复（鲍德温、马丁内斯、彭曼，2007），Yahoo Answers 中从多个综合维度预测提问者如何获得一个自己最满意的回复（闫东 等，2008）等。

现有的信息有用性研究大多在帖子级别上进行，即检索任务的一个问题对应排名最相关的一个回复（沙阿、波莫兰兹，2010）。数据的上下文特征和非上下文特征都被证明在一定程度上影响了信息有用性分类的结果（洪灵、戴维森，2009；王国安、刘旭、范伟，2009）。支持向量机被用于识别一个最正确的答案，同时也显示了非文本的特征能够实现更好的效果（洪灵、戴维森，2009；王国安 等，2009）。也有人基于在线问答系统用更先进的学习算法或技术研究如何预测一个最正确答案，如条件随机场、深度信念网络（只用词特征）（丁锐、高原、林竹，2008）等。

尽管已经存在多种关于信息有用性的研究，但是它们在信息有用性的特征抽取上只是基于直觉来发现感觉重要或有用（王仁勇、斯特朗，1996）的信息，而缺少理论支撑。为了解决这个问题，不少研究从设计科学范式出发（赫夫纳、马奇、帕克，2004；威尔斯 等，1992），基于信息有用性的文本挖掘算法以及设计科学的核心理论，设计并实现一个预测在线健康社区中信息有用性的框架（阿巴西、陈华，2008）。这种设计方法已经被成功应用到各种文本挖掘系统中，如阿巴西和陈华（2008）运用核心理论识别了信息中额外的特征（之前没有被识别）。在一个计算调节的环境（CMC）中，核心理论和设计科学可以开发新的文本挖掘系统。因此，本书的研究基于严格的设计科学准则开发一个基于知识采纳模型的信息有用性的分类模型框架。本书将概念模型（知识采纳模型）和算法（机器学习算法）结合在一起，采用设计科学方法研究在线健康社区的知识有用性识别，并采用迭代过程评估提取特征的有效性，并将结果与较简单的基准模型对比。

设计科学提倡用严格的方法来解决相关问题（赫夫纳 等，2004）。设计的核心理论来自现存的知识库核心理论或实证结论。一些知识图谱构建理论代表了当前最好的来自相关领域专家的相关理论、方法和构件，可以被应用到设计科学的问题解决中，同时理论在设计科学的研究中发挥着关键作用。

威尔斯等（1992）提出了一套信息系统设计理论，并将核心理论规范化到信息系统设计过程中。该理论描述了处理信息系统设计的核心组件：核心理论、元需求、元设计和测试假设。核心理论是管理元需求并通过产品设计实现的自然科学或社会科学理论（刘旭 等，2020）。元设计构建了IT 构件并且期望满足元需求。测试假设用于评估提出的元设计是否满足元需求。本书提出的应用信息系统设计理论设计的在线健康社区信息有用性研究设计框架如表 6.1 所示。

表 6.1　关于信息有用性文本分析系统的设计框架

核心理论	知识采纳模型（KAM）
元需求	寻求各种计算维度代表信息质量和信息源可信度的关键决定性因素
元设计	设计一个 IT 系统，即一个文本分析框架以抽取信息有用性的特征，最后通过训练和测试得到一个有用性模型
测试假设	评估设计的框架和各种特征能够更好地预测问答健康社区医生回复信息的有用性，提出以下两个假设： H1：基于知识采纳模型特征的 IT 框架能够显著超越其他传统的识别信息有用性的文本预测方法 H2：基于知识采纳模型特征的 IT 框架能够显著超越其他基于直觉特征的信息有用性的预测方法

一、核心理论

有几个相关的理论可以被用于解释在线社区中的信息有用性。一个是著名的精细加工可能性模型（elaboration likelihood model，ELM）（佩蒂、卡乔波，1986）。ELM 是组织、分类和理解潜在的有效说服交流的基本过程。ELM 认为有两个路径通过信息影响人们的态度：通过中心路径处理与内容相关的主题信息，通过外围路径处理与信息源特征有关的信息（可信度、权威性等）。当信息接收者有能力处理信息内容时从事中心路径，当信息接收者能力不足时，外围路径将发挥作用。还有一个相似和相关的理论是信息处理的启发式系统模型（heuristic-systematic model，HSM）（希肯，1980）。HSM 理论表明，人们通常采用两种模型处理信息：当人们用各种各样的启发线索（如信息源的特征），不需要太多认知和分析努力就可以快速进行决策时，启发式处理模型发挥作用；当人们进行太多综合的分析、认知努力（关联于信息内容和信息的可信性）进行判断决策时，系统处理模型发挥作用。从上面的分析可以看出，这两种理论共享了许多相似的特征。所有双加工的信息处理都在于对在线问答社区信息影响的不同理解。

第三个理论是知识采纳模型（knowledge adoption model，KAM），它对接收信息者感知有用性的不同影响因素建模（苏斯曼、西格尔，2003）。苏斯曼和西格尔（2003）提出了 KAM 理论，调查了在 eMail 交流中的信息采纳处理情况。KAM 理论扩展了 ELM 理论并被应用在电子交流的上下文分析中。ELM 模型提出通过中心路径和外围路径，信息能够影响信息接收者的态度和行为。中心路径涉及包含在信息中的论据，外围路径涉及没有直接关联信息主题本身的信息。如图 6.1 所示，KAM 理论考虑了通过信息质量和信息源的可信度使人们感受到不同程度的信息有用性，信息接收者感知到的信息有用性成为知识采纳行为的直接决定性因素。影响感知有用性的决定性因素包含了感知的信息质量和做出决策的信息质量。苏斯曼和西格尔（2003）证实了通过信息质量和信息源的可信度使人们感受到不同程度的信息有用性：当信息接收者能够仔细阅读信息内容时，信息质量成为信息有用性的关键决定性因素；当信息接收者不能够或不愿意仔细处理信息时，信息源的可信度变得更加重要。ELM 和 KAM 都以信息质量和信息源的可信度分别作为中心路径和外围路径，二者关键的区别是 ELM 将人们态度和行为的改变作为因变量，而 KAM 以信息的感知有用性作为信息采纳的中介变量。

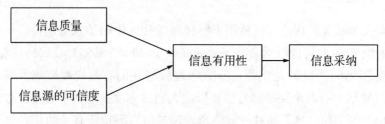

图 6.1　知识采纳概念模型（KAM）

知识采纳模型（KAM）（苏斯曼、西格尔，2003）解释了人们如何通过中心路径和外围路径感知信息的有用性并采纳信息、知识，并被作为研究的理论基础应用到各个领域，例如信息寻找和分享行为（帕克，2014）、维基百科或百度的信息采纳（金家华，2016；沈晓玲，2013）、在线评论中的信息采纳（张克曼 等，2008）等。考虑到与本书的研究相关性更强，因为本书研究的上下文关系主要被用于检验信息的有用性，因此，本书决定使用知识采纳模型 KAM 作为核心理论。在线健康社区中的医生对问题的回复，影响了问题的提问者以及其他浏览问题的用户，但是影响的效果因人而异。同样内容的回复可能会对不同的信息接收者产生不同的影响，这取决于问题的内容以及信息接收者个人的感知、经验等（苏斯曼、西格尔，2003）。在知识采纳模型中，在线医生提供的信息影响了用户的感知有用性（态度和行为的改变）。信息采纳模型一方面考虑以信息质量为中心路径的影响，另一方面也可以独立于在线消息的内容和质量而在外围路径提供这种影响，因此，信息源的可信度影响了用户感知信息的有用性（苏斯曼、西格尔，2003）。除了原来的构建维度，许多有影响的 KAM 模型提出了相关性、及时性。然而，除了朱龙等（2014）和刘智、朴世杰（2015）的这两篇文章外，其他研究没有制定特征度量（张克曼 等，2008）。这两篇论文基于 KAM 模型的有限变量构建开发了回归模型来预测信息有用性。因为这是有限的基于 KAM 特征的研究应用，因此，本书提出基于在线健康社区上下文信息有用性的模型构建以及变量测量。本书的研究以知识采纳模型作为信息有用性的概念模型，基于医生的回复文本设计和提取特征，从而解决用户问题的视角，发现对用户最有用的回复。

二、元需求

信息质量和信息源的可信度一直在信息搜索和信息系统中被强调和验

证，并且在知识采纳模型中被概念化。信息质量是指嵌入信息中的论据的说服力（巴塔切尔吉、桑福德，2006）。这是指用户感知的信息系统的输出，基本上根据信息的内容、准确性和及时性等来评估信息的质量（王仁勇、斯特朗，1996）。随着网络信息的激增，越来越多的研究人员开始关注信息质量。信息系统的文献从用户满意度的视角测量不同的论据质量（贝利、皮尔森，1983；多尔、托克扎德，1991）和信息质量（张克曼、李曼昆、拉伯约翰，2008）维度。在电子商务的研究中常使用准确性、相关性、可理解性、完整性来度量信息质量（德龙、麦克莱恩，2003）。在用户的满意度测量模型中，信息的可理解性、可靠性和有用性是与信息质量相关的三个关键维度（麦金尼、尹肯、扎赫迪，2002）。苏斯曼和西格尔（2003）采用了三个维度即完整性、一致性和精确性来计算用户满意度，和贝利、皮尔森（1983）的研究一致。本书在王仁勇和斯特朗（1996）构建的信息质量框架的基础上，采用文本挖掘技术从内容相关的方面提取信息质量的变量：易理解性、相关性、完整性、客观性、及时性和结构性。

信息源的可信度是指信息接收者感知到的信息可信的看法，与信息本身无关（希肯，1980）。它被定义为信息源被信息接收者感到可信、有竞争力和值得信赖（佩蒂、卡乔波，1986）。在信息源可信度被认为高的情况下，信息的影响力会影响信息接收者的观点（态度和行为改变）。同时，信息的说服力也取决于信息接收者拥有积极属性的数量，例如信息源的权威性（专家）以及荣誉级别等。有用且可靠的数据源，有助于知识的转移，帮助接收者感知信息的有用性（伊戈尔、柴肯，1993；Hovland，1951）。在文献中有不同的维度来测量信息源的可信度，而能力和可信性，同苏斯曼和西格尔模型中的测量维度一致（苏斯曼、西格尔，2003）。能力可以用知识和专长来表示（莱万多夫斯基，2007；刘旭 等，2012）。可信性体现了知识采纳模型中信息源可信性的一些方面。在线健康社区中的医生都是经过实名注册的，以激发用户感知其可信性。在本书的研究中，无法直接衡量医学知识，因此本书使用从医生个人资料中搜集的有关医生过去线上经验的数据（信息采纳率和用户满意度）对其进行测量。回复者的专长被认为是信息源可信度的重要测量维度。尽管有各种各样方法可以识别专长，但研究发现专长肖像最适合被用在知识采纳模型外围路径中计算专长维度，因为它能体现领域专长，而其他方法则不能。

本书以知识采纳模型作为信息有用性的理论模型，基于医生回复数据的信息质量和信息源可信度的元需求进行设计和提取特征，从解决用户问题的视角，发现对用户最有用的回复。

三、元设计：信息质量和信息源可信度的维度特征

上面的元需求定义了核心理论的设计目标，它致力于发现信息有用性的维度。元设计的目标就是引入一些 IT 构件来实现这些目标（威尔斯 等，1992）。在本书的研究中，根据 KAM 理论，从信息质量和信息源的可信度方面综合全面地抽取有代表性的元素/特征。本书信息有用性的计算模型是一个 IT 系统，基于 KAM 理论的各个维度进行构建。基于前人的研究，本书构建了一个信息有用性的元素分析框架，如表 6.2 所示，其中的 T 和 P 代表线程级别和帖子级别的计算，通过算法综合全面地抽取各个维度特征，从而构建信息有用性的概念模型。

表 6.2　在线程级别和帖子级别上的元素设计

变量类型	变量维度	级别	描述及测量	变量名
信息质量	F1：适当性（阿巴西、陈华，2008）	T，P	回复中单词的数量	ansWordNum
		T，P	回复中句子数量	ansSentNum
		T，P	回复中医学实体数量	ansEntityNum
	F2：易理解性（特巴赫，2009）	T，P	回复中单词和句子的比率	wordSentRatio
		T，P	回复中的名词、形容词、动词和副词以及标点符号在句子中的比率	wordClassRatio
	F3：相关性（阿吉希坦、刘洋、苄基，2009；特巴赫，2009）	T，P	问题和回复的余弦相似性	cosineSimilar
		T，P	当前回复相对于其他回复的质心	Centroid
		T，P	问题分类和回复分类的一致性	QAKindSame
	F4：完整性（舍瓦贝、普雷斯地平，2005）	T，P	总的回复和子回复的数量——对应于医患交互产生的问题和子问题	totalAnsNum
	F5：客观性（金家华，2016）	T，P	回复中客观性的句子数量与总句子数量的比率	objectsentRatio
	F6：及时性（特巴赫，2009）	T，P	问题提问时间和医生回复时间的时间跨度	timeSpan
	F7：结构性（阿斯霍夫 等，2011）	P	当前回复位置与总回复人数的比率	relativePos
		P	该回复是否第一个回复	isFirstRep
		P	该回复是否第二个回复	isSecRep

表6.2(续)

变量类型	变量维度	级别	描述及测量	变量名
信息源的可信度	F8: 医生的线上经验	T, P	采纳率	docAcceptRatio
		T, P	用户满意度	docSatisNum
	F9: 医生的线下专长	T, P	医生的临床专业职称	titleNum
		T, P	医生的专长肖像和问题的余弦相似性	skillQueSimilar
		T, P	医生的专长肖像和回复的余弦相似性	skillAnsSimilar
	F10: 医院信息	T, P	医生工作所在医院的位置	hospitalPos
		T, P	医生工作所在医院的级别	hospitalLev

与以往的分类模型（鲍德温 等，2007；洪灵、戴维森，2009；刘旭 等，2008；沙阿、波莫兰兹，2010）对比，本书提出了更全面综合的变量维度。大部分变量的详细度量见第五章。其中，相关特征变量采用了两种测量方式。表6.2中相关特征变量的测量是知识抽取前的测量。在进行知识抽取前，信息质量的维度特征相关性里面的问题和回复的余弦相似性使用的是从 tfidf 向量空间模型得到的句子向量，这种模式没有考虑句子上下文的语法和语义信息，使得计算结果不够精确。因此，本书进行了疾病诊断和疾病用药管理的知识抽取（健康饮食、运动等的知识抽取后期将继续加入），使用句子嵌入向量（由经过 Word2Vec 模型训练的词嵌入向量和词的 tfidf 加权求和得到）进行问题和回复的余弦相似性计算，这种词嵌入向量是由前面第三章在关系抽取前通过 Word2Vec 模型训练而得到的，包含了更多的语法和语义信息，从而使得变量的计算更加精准。

在进行知识抽取前，信息质量的维度特征相关性里面的问题和回复的一致性计算仅仅依靠的是现有词典和疾病诊断以及健康管理方面的高频词，信息涵盖不够全面和准确。因此，本书在原来词典和高频词的基础上，进行了疾病诊断和疾病用药管理的知识抽取（健康饮食、运动等的知识抽取后期将继续加入），通过知识抽取获取到的知识还加入了疾病百科中疾病诊断和疾病用药管理的知识，比仅仅使用词典和高频词获得的问题和回复一致性变量的准确率更高，变量计算更准确。

四、测试假设

表6.2展示了在KAM理论的基础上提供的一个特征变量的所有维度量化测量的研究框架。相较于传统的在文本分类中仅用词特征的分类模型

（在表 6.1 的假设 H1 中有提到），本书提供了一个更加丰富的特征信息。为了将本书提出的特征维度与之前的研究进行对比，表 6.3 提供了前人研究的模型在关系分类中的维度。从表 6.3 中可以看到，前人研究的模型在发现信息有用性方面仅结合了有限的 KAM 特征维度，这些研究在发现有用性方面仅仅基于直觉而不是理论。许多研究仅考虑了三个或更少的维度，及时性和专长维度并没有被考虑到，并且每一个特征维度的特征度量和也没有本书提出的多。因此，本书的研究能够发现更多更有用的特征去解决相关问题，由此可以合理地推测出本书的研究基于 KAM 的信息有用性系统优于传统的文本分类方法或模型（在表 6.1 的假设 H2 中有提到）。

表 6.3　前人研究的关于信息有用性的计算维度

前人研究的模型	研究级别	特征维度									
		信息质量（AQ）							信息源的可信度（SC）		
		F1	F2	F3	F4	F5	F6	F7	F8	F9	F10
鲍德温等（2007）	线程	√	√					√			
刘旭等（2008）	线程	√	√	√					√		
Weimer et al.（2007）	帖子	√	√	√							
Hong、Davison（2009）	帖子							√			
Shah、Pomerantz（2010）	帖子	√							√		

五、信息有用性挖掘系统的设计

通过梳理文献探索信息有用性的各个维度以及这些维度的多种测量，本书设计了基于在线健康社区的信息有用性预测模型的系统架构及其实现过程，并对结果进行评估。设计科学致力于创建新的 IT 产品以解决重要的组织和人类问题（赫夫纳 等，2004）。这些 IT 产品可以是各种构件、模型或方法以用来开发一个信息系统。此外，还需要对这个设计过程进行量化评估。在本书研究的上下文关系中，新的 IT 系统是一个基于知识采纳模型的多级别（帖子级别和线程级别）的信息有用性的文本挖掘分类框架。图 6.2 详细描述了本书提出的框架，包括数据搜集、特征抽取和分类器构建。

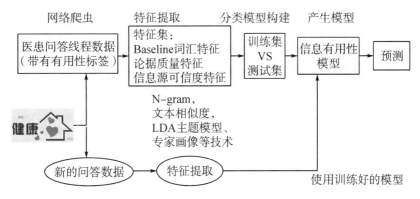

图 6.2　OHC 识别有用性预测模型

数据搜集过程获取了模型预测变量需要的信息。一个 python 网络爬虫器被开发出来以获取在线健康问答社区中的医患问答数据，然后是用户的个人信息、讨论线程中的回复信息被抽取出来。需要的数据被保存在关系型数据库中。HTML 标签和其他的冗余数据已被清洗过。线程级别和帖子级别的有用性标签被识别和标记，用做信息有用性分类器的学习实例。

医患问答数据经过数据预处理，通过构建 unigram 向量作为本书的基学习器（通常是 Unigram）。同时，本书在信息质量和信息源的可信度提取特征过程中使用了相似度比较、LDA 主题分析、专家经验画像技术等。一些特征在抽取过程中比较简单，但有些特征计算复杂且比较耗时，它们依赖于主题模型、专家肖像等。这些计算都不是实时完成的，而是需要一个计算周期，每一个线程 i 被转化成一个元组（x_i，y_i），而 $x_i \in R^n$ 是抽取的特征向量，$y_i \in L$（L 为采纳、点赞和无用的标签）是类别标签。

本书使用四种算法即朴素贝叶斯算法、支持向量机、决策树算法和 ada boosting 算法来进行信息有用性的分类。其中，朴素贝叶斯算法是一种简单有效且能解决很多问题的算法。决策树算法具有很好的解释性，本书采用 CART 决策树执行决策树算法。支持向量机 SVM 在解决二元分类问题上是一种很稳健的方法，在本书研究中使用核函数的 SMO（sequential minimal optimization）算法。ada boosting（使用 CART 决策树作为弱学习器）也是一种组合学习算法，曾在 Netflix 大赛中获得巨大成功，同时也是 Kaggle 竞赛中具有优势的分类算法。这些典型的分类算法被广泛应用在文本挖掘的各种分类任务中。作为一个分类器的学习过程，实验数据被分为训练集和测试集两个部分。分类模型用训练数据学到一个分类模型，然后被运用在测试集上并评估它的表现能力。如果分类学习器在测试集上的表现足够好，就可以在本书研究的医患问答数据集上评估模型的有用性。

六、实验方法

（一）研究上下文和实验数据

本书研究的上下文数据来自有问必答网（www.120.com），这是中国最受欢迎的免费问答在线健康社区之一，其中来自不同地区、具有不同临床职称、不同级别医院的数以万计的实名认证医生在线提供免费咨询服务。它包含以下几方面的丰富信息：医生与用户的互动问答（问题和回复、子问题/子回复等）、用户（年龄、性别、位置）和医生（职称、专业肖像、医院信息）以及用户的采纳、点赞标签，因此，该网站非常适合被用来进行信息有用性的研究。医患问答线程见图6.3所示。

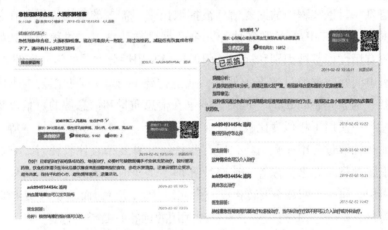

图6.3　医患问答线程（含采纳、点赞标签）

本书使用自动python爬虫获取了该网站截至2017年4月30日近18个月的线程级的问答数据。本书选取了该平台上最常见的几种代表性疾病：急性疾病（例如感冒、肺炎、腹泻）、恶性疾病（例如与肿瘤相关的疾病）、慢性疾病（例如高血压、糖尿病、不育症）、与儿科相关的疾病（例如小儿呼吸系统疾病、手足口病）以及性和泌尿生殖系统疾病（例如性传播感染、妇科疾病、乳腺疾病、泌尿科疾病等）。如表6.4所示，本书总共获取了95 000个线程，包括293 000个答复。本书通过删除中国境外用户以及空文本的问题来清理数据。经过数据清洗和预处理操作（缺失值处理以及异常值处理），最终被用于有用性分析的数据中包含81 368个线程、

325 120 个回复，平均每个线程有 1 个问题和 4 个回复；线程中医生的回复信息含有采纳标签，也包含用户的点赞标签以及没有有用性标签的情况。

表 6.4　问答数据统计　　　　　单位：条

数据属性	问答线程数据集
线程数量	81 368
回复数量（帖子）	325 120
平均每个线程包含的回复数量	4

使用有监督的机器学习算法进行有用性分类和预测，最关键的一步是搜集大量的带有充分可信赖的有用性标签的数据。本书从在线健康社区的问答数据中获取这两类数据标签：采纳和点赞。本书从爬取的线程和帖子数据中很容易解析和抽取这些标签。由于存在用户可能遗漏线程或帖子有用性标签的问题（即用户没有采纳和点赞的回复不一定就意味着没有用），因此，为了确保标注过程的有效性，本书的研究者培训了两位领域专家来对遗漏的有用性回复通过手动标注信息的有用性，并确保标注过程的一致性。对于帖子级别的有用性，本书只考虑了采纳和点赞的标签。由于问题的提问者往往在接收回复的时候会感受到不同程度的信息有用性，同时被认为是他们提供了可信赖的有用性标签，因此，遗漏标签的情况很少，手工标注的任务也就很轻松。帖子级别的数据统计描述分析如表 6.5 所示。本书从数据集中随机选择 5 000 个线程，包含了 21 206 个回复，用来进行信息有用性的分类。

表 6.5　帖子级别数据集的特征　　　　　单位：条

数据属性	问答线程数据集
线程数量（问题数量）	5 000
回复数量	21 206
含有采纳的回复数量	5 000
含有点赞的回复数量	3 628
含有无用的回复数量	12 578

对于线程级别遗漏有用性标签问题，本书随机对 2 600 个没有采纳标签的回复进行手工无用线程标注。经过培训的两个领域专家对该任务进行

标注，标注后内部一致性测量 Cohen 的 Kappa 值达到 0.76。为了确保标注质量，对有歧义的不一致标注数据进行删除，最终获得了 1 226 个无用标注的线程。本书从问答数据集中随机选择了 5 000 个有采纳标签和 1 621 个有点赞标签的线程作为有用的线程，最终被用于训练模型线程级别的数据集如表 6.6 所示。

表 6.6　线程级别数据集的特征　　　　　　　　　　　　单位：条

数据属性	问答线程数据集
已解决的线程数量	5 000
有用线程数量	1 621
无用线程数量	1 226

（二）评估设置

如前所述，健康问答社区成员能够感知不同线程或医生回复帖子的有用性程度。在线健康社区存在多种级别的信息有用性，预测任务能够被映射到两个不同的分类任务中以展现不同级别的完整性：只包含了对问题解决的有用回复，以及包含了完整、覆盖面广泛的线程有用性。因此，本书设计的第一个分类任务是发现所有对用户问题有用的回复，包括采纳和点赞（有用）的回复。第二个分类任务是发现哪些线程或帖子包含了最好的回复。这两个分类任务分别都在线程级别或帖子级别执行，任务执行当然略微有些不同。

1. 帖子级别有用性的执行

本书随机从样本中选择了 1 000 个线程，线程中包含采纳、点赞标签以及手工核验过的无用回复，用于构建帖子级别的实验数据集。在帖子级别预测有用性的第一个任务中，正实例是已经采纳和点赞的回复，负实例是无用的回复。在帖子级别预测有用性的第二个任务中，正实例是已经采纳的回复，负实例是点赞和无用的回复。注意在帖子级别的数据集中正例和负例的数量是不平衡的，因为线程中的大部分回复帖子是无用回复。之前的研究已表明，高度的数据不平衡会导致较高的分类错误率（贾科维兹、斯蒂芬，2002）。为了避免这种数据倾斜和不平衡的情况发生，本书在训练集中采用少数随机过采样（random over sampling，ROS）来复制较少数的类，从而保证数据的平衡，而测试集保持原本的数据形式以反映真实的数据表现（巴蒂斯塔、普拉蒂、蒙纳尔，2004；李艳霞、柴毅、胡友强等，2019），还采用其他的技术如样本合成、代价敏感学习和主动学习等技术来处理特定方面的数据倾斜问题（何华、加西亚，2009），但本书对此没有进行过多的研究，因为它们不是本书研究的主题。

此外，在执行线程有用性的预测任务前，还要解决数据缺失值、异常值的问题。首先，本书对缺失值用合适的方法进行补全：对于其中接近于正态分布的变量，采用平均值进行补全；而对于分布偏度较高的变量，用中位数进行补全；对于类别变量，用较多的类补全。接下来处理异常值：部分明显偏离其观测值的变量，可能在训练分类器时对结果造成影响。本书采用四分位距（interquartile range，IQR）和 3σ 原则处理，将变量取值超过 $[u-3*\sigma, u+3*\sigma]$ 范围的数据处理为上下界的值。

最终，本书从信息质量和信息源可信度的 10 个维度提取的测量变量被计算并作为分类任务的自变量。本书从这些测量维度训练和测试分类模型，进而对两个分类任务进行预测，一个是回复的有用性，一个是最令用户满意的回复。

2. 线程级别有用性的执行

从理论上来说，线程级别的有用性能从帖子级别的有用性衍生出来，因此评估任务主要集中在帖子级别的有用性分类上。但是在计算上，线程级别的有用性应该被作为一个独立的分类任务进行独立建模。线程级别的模型结合了多个帖子（回复）到一个数据实例中，可以产生更好的表现。执行线程级别的分类任务时，在进行数据预处理后，为了构建线程级别分类任务的训练集和测试集，本书从总样本中随机选择了 600 个有采纳标签的线程、600 个有用的线程以及人工审核标注的 1 200 个无用的线程来执行第一个分类任务——发现有用的线程；用 1 200 个已解决线程作为正例、600 个有用线程和 600 个无用线程作为负例来执行第二个分类任务——发现最令用户满意回复的线程。

本书通过构建各种实验并进行各种设置去评估本书提出框架的有效性。本书使用 P（precision）、R（recall）和 F 值（F-score）评估实验结果（曼宁、拉加万、舒茨，2008），其中，预测结果和标注值一致为 1，不一致为 0。线程级别和帖子级别模型的表现结果被独立地进行分析，它们的计算如第三章的评估公式（3.26）~公式（3.28）所示，并且最后在测试集上采用十折交叉验证对模型的泛化能力进行评估。

（三）增量设计

一个好的设计应该实现增量搜索的过程（赫夫纳、马奇、帕克，2004），因此，本书中分类器的特征添加实现了增量添加的过程，包含搜索设计满足最终设计目标的操作（Honavar，2004），以评估每个特征（在表 6.2 的特征度量中）在模型表现上的影响。在本书中，据此设计了在传统文本分类的 Baseline 模型（只依赖于词的特征——Unigram）基础上（杨勇、裴德森，1997）的模型，该方法被成功地运用在文本主题探索上（布莱、诺丁汉、乔丹，2003）。本书认为 Baseline 模型的表现能力不够充分，因此依次添加信息质量和信息源可靠性影响因素的特征，期待依次添加这些特征能对模型表现有提高的影响（多明戈，2012），从而可以评估每个特征在信息有用性上的预测能力。因为根据知识采纳行为理论，信息质量和信息有用性的维度特征关联着信息有用性，因此本书希望 Baseline 模型的特征还不能够充分地进行信息有用性的预测，但是同时使用信息质量和信息源可信度的特征的话又可能会导致过拟合现象，因此通过增量添加的方法，评估每个特征对模型表现效果的影响。最后，通过增量添加执行一系列特征的实验并同 Baseline 模型比较，进而凸显本书研究所提出框架的表现能力。

第四节　结果分析

一、Baseline 模型的结果

为了研究知识采纳模型对于问答社区的知识有用性识别的影响，本书通过对问答语料进行分词，再用词频逆文档矩阵（term quency-inverse document frequency，TF-IDF）将文本向量化。基于简单的原则，分类的 Baseline 模型使用 Unigram 单变量特征，并选择前 3 000 词作为特征。但是 3 000 个特征维度仍然很高，需要进行 Pedersen 特征选择并降维。

Baseline 模型中 Unigram 特征数据的确定：衡量每一个特征与响应变量之间的关系，并选择对响应变量影响较大的特征进行特征选择。本书基于词频、卡方检验、方差分析和互信息熵四种特征选择方法（杨勇、裴德森，1997）对 3 000 个特征进行选择，如表 6.7 所示。通过两个有代表性的算法（朴素贝叶斯算法和 CART 决策树算法），根据不同特征数量表现的结果统计，发现特征选择在 100 个到 200 个时，如图 6.4 所示，这几种特征选择方法对有用性回复（帖子级别）的 F 值都维持在较高水平 0.64 左右，而特征数量较小或较大时，表现效果欠佳或趋向稳定。因此本书选择

前100个特征作为在线健康社区信息有用性模型的 Baseline 模型。选择出的卡方检验的前100个特征所绘制的词云如图6.5所示。从图6.5中可以看到，出现较多的是与疾病诊断或是健康管理相关的词语。

表6.7　特征选择方法

特征选择方法	选取标准
词频	统计单词在所有文本中出现的频率
卡方检验	统计每个非负特征和类别之间的卡方检验统计量
方差分析	计算每个特征和类别方差分析的 F 值
互信息熵	计算每个特征中包含的类别信息量

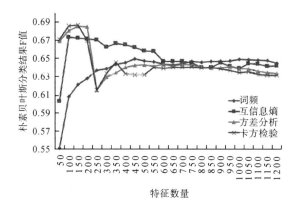

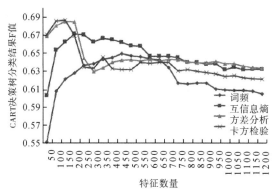

图6.4　基准模型 Baseline 的前 n 个特征表现

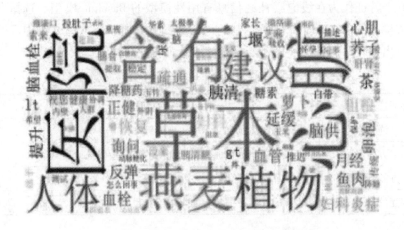

图 6.5　卡方检验特征选择结果词云

可以看到，基于词汇特征的 Baseline 模型的表现并没有取得较好的效果，因为仅通过词语意思不能表现出很好的信息有用性。总的来说，传统的文本分类方法在健康社区的信息有用性发现上表现欠佳。

二、基于知识采纳模型的结果

为了检查知识采纳模型的特征维度，本书依次添加知识采纳模型的各个特征，分别为 F1 ~ F10，标记 Baseline 模型的特征为 F0。本书基于朴素贝叶斯算法、SMO 算法、CART 决策树算法和 ada boosting 算法对在线健康社区的医患问答文本的有用性进行分类，从而识别在线健康社区中医生回复的有用性，同时希望训练得到一个效果较佳的有用性回复和最佳回复的识别分类器。这些模型在两个任务上的精度、召回率和 F 值都取得了不错的效果，同时，结果显示了知识采纳模型的 10 个特征维度在数据集上识别医生回复有用性的分类效果上显得非常重要，其中每一个特征维度都能显著提高模型的分类效果。

本书对于每一种算法，通过网格搜索法寻找其最优参数，从而获得每种算法在搜索范围内的最优分类器。除了朴素贝叶斯算法无法选择参数外，其他算法的调参过程都是在常用参数的基础上通过网格调试找到最优的参数。几种算法最优的参数如表 6.8、表 6.9、表 6.10 所示。

表 6.8 SMO 参数选择

参数	参数取值	参数含义
K	RBF	高斯核（径向基函数核）$K(xi, xj) = exp(-\dfrac{\|x_i - x_j\|^2}{2\sigma^2})$
gamma	0.3	RBF 核函数的系数，衡量单个样本对分类超平面的影响
C	10	惩罚因子（正则化系数）平衡支持向量复杂度与误分率之间的关系

表 6.9 CART 决策树参数选择

参数	参数取值	参数含义
splitter	'random'	寻找特征最优划分点的方法
class_weight	'balanced'	制定各类别权重
min_impurity_decrease	0	节点分裂所需的最小不纯度减少值
max_depth	210	决策树的最大深（高）度
min_samples_split	5	决策树节点分类所需的最小样本数量

表 6.10 ada boosting 参数选择

参数	参数取值	参数含义
learning_rate	1	基学习器的权重缩减系数 v $f_k(x) = f_{k-1}(x) + vf_k(x)$
n_estimators	150	基学习器的最大个数
base_estimator	决策树最佳参数	基学习器

本书对有问必答网的医患问答语料使用四种机器学习方法进行信息有用性模型的训练，得到模型的参数，最后在帖子级别的任务上使用十折交叉验证。在测试集上得到的分类结果如表 6.11 所示。

表 6.11 知识采纳模型的特征在帖子级别信息有用性上的表现结果

特征	Naïve Bayes			SMO			Decision Tree			Ada Boosting		
	P	R	F	P	R	F	P	R	F	P	R	F
任务1：采纳+点赞回复 VS 无用回复												
F0	0.656	0.644	0.650	0.668	0.613	0.639	0.627	0.659	0.642	0.622	0.603	0.612
F0+F1	0.689	0.653	0.671	0.686	0.660	0.673	0.632	0.662	0.647	0.661	0.620	0.640

表6.11(续)

特征	Naïve Bayes			SMO			Decision Tree			Ada Boosting		
	P	R	F	P	R	F	P	R	F	P	R	F
F0+F2	0.685	0.743	0.713	0.681	0.660	0.670	0.662	0.696	0.679	0.681	0.660	0.670
F0+F3	0.689	0.743	0.715	0.683	0.680	0.682	0.666	0.685	0.675	0.683	0.680	0.682
F0+F4	0.804	0.808	0.806	0.813	0.777	0.794	0.785	0.792	0.788	0.813	0.777	0.794
F0+F5	0.735	0.759	0.747	0.702	0.623	0.660	0.681	0.719	0.700	0.702	0.623	0.660
F0+F6	0.694	0.745	0.719	0.685	0.649	0.666	0.662	0.697	0.679	0.685	0.649	0.666
F0+F7	0.697	0.746	0.721	0.727	0.656	0.690	0.673	0.711	0.691	0.727	0.656	0.690
F0+F8	0.706	0.740	0.723	0.712	0.675	0.693	0.685	0.695	0.690	0.712	0.675	0.693
F0+F9	0.708	0.751	0.729	0.729	0.664	0.695	0.683	0.717	0.700	0.729	0.664	0.695
F0+F10	0.694	0.745	0.719	0.708	0.643	0.674	0.664	0.708	0.685	0.708	0.643	0.674
F0+AC	0.814	0.819	0.816	0.839	0.821	0.830	0.794	0.794	0.794	0.829	0.821	0.824
F0+SC	0.730	0.756	0.743	0.752	0.717	0.734	0.762	0.789	0.775	0.812	0.817	0.815
ALL	0.839	0.841	0.840	0.850	0.852	0.851	0.832	0.836	0.834	0.869	0.861	0.865
任务2：采纳回复 VS 点赞+无用回复												
F0	0.667	0.640	0.653	0.659	0.627	0.642	0.621	0.632	0.626	0.621	0.620	0.621
F0+F1	0.677	0.736	0.705	0.672	0.692	0.682	0.639	0.646	0.642	0.638	0.620	0.629
F0+F2	0.674	0.739	0.705	0.662	0.696	0.679	0.659	0.674	0.667	0.662	0.658	0.660
F0+F3	0.675	0.736	0.704	0.666	0.685	0.675	0.683	0.655	0.668	0.688	0.684	0.686
F0+F4	0.808	0.812	0.810	0.785	0.792	0.788	0.756	0.763	0.760	0.802	0.786	0.794
F0+F5	0.725	0.754	0.739	0.681	0.719	0.700	0.682	0.697	0.690	0.688	0.623	0.654
F0+F6	0.676	0.739	0.706	0.662	0.697	0.679	0.670	0.681	0.676	0.685	0.665	0.675
F0+F7	0.686	0.741	0.713	0.673	0.711	0.691	0.668	0.704	0.685	0.716	0.688	0.702
F0+F8	0.703	0.735	0.719	0.685	0.695	0.690	0.703	0.712	0.708	0.723	0.695	0.709
F0+F9	0.706	0.750	0.727	0.683	0.717	0.700	0.695	0.701	0.698	0.706	0.677	0.691
F0+F10	0.684	0.741	0.711	0.664	0.708	0.685	0.688	0.724	0.705	0.712	0.654	0.682
F0+AC	0.814	0.806	0.810	0.794	0.794	0.794	0.796	0.782	0.789	0.826	0.829	0.828
F0+SC	0.808	0.762	0.784	0.712	0.719	0.715	0.756	0.770	0.763	0.735	0.756	0.745
ALL	0.853	0.832	0.842	0.827	0.830	0.829	0.832	0.834	0.833	0.865	0.866	0.866

使用知识抽取前的结果如表 6.11 所示。在进行知识抽取前，信息质量的维度特征相关性里面的问题和回复的余弦相似性使用的是从 tfidf 向量空间模型得到的句子向量，这种模式没有考虑句子上下文的语法和语义信

息，使得计算结果不够精确。因此，本书进行了疾病诊断和疾病用药管理的知识抽取（健康饮食、运动等的知识抽取后期将继续加入），使用句子嵌入向量（由经过 Word2Vec 模型训练的词嵌入向量和词的 tfidf 加权求和得到）进行问题和回复的余弦相似性计算，这种词嵌入向量是由前面第三章在关系抽取前通过 Word2Vec 模型训练而得到的，包含了更多的语法和语义信息，从而使得变量的计算更加精准。

在进行知识抽取前，信息质量的维度特征相关性里面的问题和回复的一致性计算仅仅依靠的是现有词典和疾病诊断以及健康管理方面的高频词，信息涵盖不够全面和准确。因此，本书进行了疾病诊断和疾病用药管理的知识抽取（健康饮食、运动等的知识抽取后期将继续加入），另外还加入了疾病百科中疾病诊断和疾病用药管理的关系，比仅仅使用词典和高频词获得的问题和回复一致性变量的准确率更高，变量更准确。

进行知识抽取后，信息质量的相关性变量被重新计算，在帖子级别的有用性分类上获得的结果如表 6.12 所示。

表 6.12　知识采纳模型的特征在帖子级别信息有用性上的表现结果

特征	Naïve Bayes			SMO			Decision Tree			Ada Boosting		
	P	R	F	P	R	F	P	R	F	P	R	F
任务1：采纳+点赞回复 VS 无用回复												
F0	0.656	0.644	0.650	0.668	0.613	0.639	0.627	0.659	0.642	0.622	0.603	0.612
F0+F1	0.689	0.653	0.671	0.686	0.660	0.673	0.632	0.662	0.647	0.661	0.620	0.640
F0+F2	0.685	0.743	0.713	0.681	0.660	0.670	0.662	0.696	0.679	0.681	0.660	0.670
F0+F3	0.829	0.827	0.828	0.798	0.806	0.802	0.791	0.799	0.795	0.832	0.830	0.830
F0+F4	0.804	0.808	0.806	0.813	0.777	0.794	0.785	0.792	0.788	0.813	0.777	0.794
F0+F5	0.694	0.745	0.719	0.702	0.623	0.660	0.681	0.719	0.700	0.702	0.623	0.660
F0+F6	0.735	0.759	0.747	0.685	0.649	0.666	0.762	0.797	0.779	0.785	0.749	0.766
F0+F7	0.697	0.746	0.721	0.727	0.756	0.741	0.673	0.711	0.691	0.727	0.656	0.690
F0+F8	0.716	0.750	0.733	0.712	0.725	0.718	0.736	0.743	0.739	0.712	0.675	0.693
F0+F9	0.708	0.751	0.729	0.729	0.664	0.695	0.683	0.717	0.700	0.729	0.664	0.695
F0+F10	0.694	0.745	0.719	0.708	0.643	0.674	0.664	0.708	0.685	0.708	0.643	0.674
F0+AC	0.821	0.828	0.824	0.834	0.835	0.834	0.804	0.811	0.807	0.842	0.837	0.839
F0+SC	0.730	0.756	0.743	0.752	0.717	0.734	0.762	0.789	0.775	0.812	0.817	0.815
ALL	0.850	0.861	0.855	0.861	0.864	0.862	0.835	0.838	0.836	0.885	0.879	0.882

表6.12(续)

特征	Naïve Bayes			SMO			Decision Tree			Ada Boosting		
	P	R	F	P	R	F	P	R	F	P	R	F
任务2：采纳回复 VS 点赞+无用回复												
F0	0.667	0.640	0.653	0.659	0.627	0.642	0.621	0.632	0.626	0.621	0.620	0.621
F0+F1	0.677	0.736	0.705	0.672	0.692	0.682	0.639	0.646	0.642	0.638	0.620	0.629
F0+F2	0.674	0.739	0.705	0.662	0.696	0.679	0.659	0.674	0.667	0.662	0.658	0.660
F0+F3	0.796	0.816	0.806	0.797	0.812	0.804	0.793	0.808	0.800	0.829	0.833	0.831
F0+F4	0.808	0.812	0.810	0.785	0.792	0.788	0.756	0.763	0.760	0.802	0.786	0.794
F0+F5	0.676	0.739	0.706	0.662	0.697	0.679	0.692	0.707	0.699	0.688	0.623	0.654
F0+F6	0.725	0.754	0.739	0.681	0.719	0.700	0.768	0.724	0.745	0.746	0.758	0.752
F0+F7	0.686	0.741	0.713	0.673	0.711	0.691	0.670	0.681	0.676	0.685	0.665	0.675
F0+F8	0.706	0.750	0.727	0.687	0.697	0.692	0.703	0.712	0.708	0.743	0.715	0.729
F0+F9	0.703	0.735	0.719	0.683	0.717	0.700	0.695	0.701	0.698	0.706	0.677	0.691
F0+F10	0.684	0.741	0.711	0.664	0.708	0.685	0.688	0.724	0.705	0.712	0.654	0.682
F0+AC	0.826	0.811	0.818	0.831	0.838	0.834	0.837	0.842	0.839	0.857	0.839	0.848
F0+SC	0.808	0.762	0.784	0.712	0.719	0.715	0.756	0.770	0.763	0.735	0.756	0.745
ALL	0.841	0.846	0.843	0.867	0.842	0.854	0.846	0.839	0.842	0.873	0.882	0.877

在数据集上，通过表6.11和表6.12的结果，可以发现许多信息质量的维度特征（易理解性、相关性、客观性、及时性、完整性）在四个分类器结果F值的表现上显著超过了Baseline模型。特征数据的适当性在多个分类器中并没有引起结果的显著改变。所有的信息源可信度的维度特征（医生的线上经验、线下专长、所在医院信息）显著影响了分类器结果，但信息质量的影响更大。所有的分类器在使用所有的知识采纳模型的特征后都产生了最好的结果。在所有的分类器中，在任务1和任务2中，Ada Boosting产生了最好的效果，F值最高，使用知识抽取前的F值分别为0.865和0.866；使用知识抽取进行特征计算后，所有的分类器在相关性F0+F3上的F值表现都有明显提高，同时信息质量F0+AC上的F值表现也有显著提高，在Ada Boosting中取得了最好的结果，在两个任务上的F值表现分别为0.882和0.877。总之，本书知识采纳模型的信息质量和信息源可信度的维度特征在多个分类算法上提供了强有力的证据，证明了本书研究提出的在线健康社区信息有用性框架非常有效。

本书的研究继续进行与帖子级别类似的线程级别的信息有用性分类实验，进一步强化了在帖子级别的有用性分析。所有这些结果证实了研究框架表 6.1 中的假设 H1，即知识采纳模型的特征维度在信息有用性的预测任务中，能够超越传统的识别信息有用性的文本预测方法。

在进行知识抽取前，信息质量中相关变量的计算过程如附录 A1 所示，变量计算不够精准，最终，知识抽取前在线程级别有用性任务上获得的结果如表 6.13 所示。

表 6.13　知识采纳模型的特征在线程级别信息有用性上的表现结果

特征	Naïve Bayes			SMO			Decision Tree			Ada Boosting		
	P	R	F	P	R	F	P	R	F	P	R	F
任务 1：采纳+点赞回复 VS 无用回复												
F0	0.611	0.537	0.572	0.621	0.607	0.614	0.654	0.558	0.602	0.636	0.664	0.650
F0+F1	0.639	0.597	0.617	0.649	0.613	0.631	0.691	0.593	0.639	0.635	0.670	0.652
F0+F2	0.670	0.699	0.684	0.662	0.733	0.696	0.688	0.599	0.640	0.689	0.743	0.715
F0+F3	0.690	0.705	0.697	0.676	0.713	0.694	0.686	0.604	0.642	0.699	0.743	0.720
F0+F4	0.669	0.7010	0.685	0.747	0.761	0.754	0.811	0.750	0.779	0.804	0.808	0.806
F0+F5	0.669	0.718	0.692	0.700	0.725	0.712	0.717	0.574	0.638	0.735	0.759	0.747
F0+F6	0.699	0.705	0.702	0.682	0.730	0.705	0.699	0.595	0.638	0.694	0.745	0.719
F0+F7	0.652	0.692	0.671	0.624	0.775	0.691	0.741	0.615	0.672	0.697	0.746	0.721
F0+F8	0.675	0.702	0.688	0.702	0.749	0.725	0.742	0.627	0.680	0.708	0.751	0.729
F0+F9	0.649	0.720	0.683	0.684	0.753	0.717	0.721	0.633	0.674	0.706	0.740	0.723
F0+F10	0.670	0.697	0.683	0.706	0.675	0.690	0.722	0.597	0.654	0.694	0.745	0.719
F0+AC	0.827	0.830	0.829	0.705	0.717	0.711	0.790	0.763	0.776	0.814	0.819	0.816
F0+SC	0.679	0.702	0.690	0.627	0.692	0.658	0.781	0.740	0.760	0.800	0.786	0.793
ALL	0.834	0.830	0.832	0.825	0.843	0.834	0.803	0.767	0.785	0.850	0.852	0.851
任务 2：采纳回复 VS 点赞+无用回复												
F0	0.567	0.513	0.539	0.592	0.565	0.578	0.632	0.612	0.622	0.616	0.631	0.623
F0+F1	0.569	0.577	0.537	0.600	0.611	0.606	0.641	0.631	0.636	0.624	0.635	0.629
F0+F2	0.616	0.601	0.608	0.624	0.620	0.622	0.658	0.635	0.646	0.668	0.698	0.682
F0+F3	0.643	0.634	0.638	0.652	0.650	0.651	0.667	0.665	0.666	0.673	0.764	0.716
F0+F4	0.768	0.749	0.758	0.682	0.670	0.676	0.765	0.744	0.754	0.785	0.803	0.793

表6.13(续)

特征	Naïve Bayes			SMO			Decision Tree			Ada Boosting		
	P	R	F	P	R	F	P	R	F	P	R	F
F0+F5	0.635	0.627	0.631	0.672	0.670	0.671	0.733	0.621	0.672	0.757	0.764	0.760
F0+F6	0.661	0.652	0.656	0.692	0.689	0.690	0.705	0.732	0.718	0.733	0.756	0.744
F0+F7	0.642	0.636	0.639	0.664	0.671	0.668	0.703	0.594	0.644	0.689	0.715	0.701
F0+F8	0.673	0.653	0.663	0.709	0.672	0.690	0.704	0.613	0.655	0.725	0.735	0.730
F0+F9	0.644	0.650	0.647	0.683	0.671	0.677	0.685	0.601	0.641	0.703	0.733	0.718
F0+F10	0.663	0.668	0.665	0.672	0.652	0.661	0.700	0.605	0.649	0.686	0.708	0.697
F0+AC	0.760	0.754	0.757	0.707	0.681	0.694	0.783	0.799	0.791	0.830	0.806	0.818
F0+SC	0.641	0.630	0.636	0.666	0.633	0.649	0.781	0.755	0.767	0.761	0.759	0.760
ALL	0.812	0.801	0.806	0.828	0.810	0.819	0.803	0.779	0.791	0.840	0.831	0.836

在进行知识抽取后，信息质量的相关变量被重新计算，进行知识抽取后在线程级别的有用性分类任务上获得的结果如表6.14所示。

表6.14　知识采纳模型的特征在线程级别信息有用性上的表现结果

特征	Naïve Bayes			SMO			Decision Tree			Ada Boosting		
	P	R	F	P	R	F	P	R	F	P	R	F
任务1：采纳+点赞回复 VS 无用回复												
F0	0.611	0.537	0.572	0.621	0.607	0.614	0.654	0.558	0.602	0.636	0.664	0.650
F0+F1	0.639	0.597	0.617	0.649	0.613	0.631	0.691	0.593	0.639	0.635	0.670	0.652
F0+F2	0.670	0.699	0.684	0.662	0.733	0.696	0.688	0.599	0.640	0.689	0.743	0.715
F0+F3	0.782	0.775	0.778	0.803	0.815	0.809	0.775	0.769	0.772	0.810	0.819	0.814
F0+F4	0.669	0.7010	0.685	0.747	0.761	0.754	0.811	0.750	0.779	0.804	0.808	0.806
F0+F5	0.669	0.718	0.692	0.700	0.725	0.712	0.717	0.574	0.638	0.694	0.745	0.719
F0+F6	0.699	0.705	0.702	0.742	0.730	0.736	0.689	0.735	0.711	0.735	0.759	0.747
F0+F7	0.652	0.692	0.671	0.624	0.775	0.691	0.741	0.615	0.672	0.697	0.746	0.721
F0+F8	0.675	0.702	0.688	0.702	0.749	0.725	0.742	0.627	0.680	0.708	0.751	0.729
F0+F9	0.649	0.720	0.683	0.684	0.753	0.717	0.721	0.633	0.674	0.706	0.740	0.723
F0+F10	0.670	0.697	0.683	0.706	0.675	0.690	0.722	0.597	0.654	0.694	0.745	0.719
F0+AC	0.835	0.827	0.831	0.838	0.832	0.835	0.807	0.798	0.802	0.842	0.846	0.844
F0+SC	0.679	0.702	0.690	0.627	0.692	0.658	0.781	0.740	0.760	0.800	0.786	0.793
ALL	0.840	0.832	0.836	0.845	0.833	0.839	0.815	0.804	0.809	0.856	0.859	0.857

表6.14(续)

特征	Naïve Bayes			SMO			Decision Tree			Ada Boosting		
	P	R	F	P	R	F	P	R	F	P	R	F
任务2：采纳回复 VS 点赞+无用回复												
F0	0.567	0.513	0.539	0.592	0.565	0.578	0.632	0.612	0.622	0.616	0.631	0.623
F0+F1	0.569	0.577	0.537	0.600	0.611	0.606	0.641	0.631	0.636	0.624	0.635	0.629
F0+F2	0.616	0.601	0.608	0.624	0.620	0.622	0.658	0.635	0.646	0.668	0.698	0.682
F0+F3	0.692	0.687	0.689	0.783	0.779	0.781	0.759	0.768	0.763	0.814	0.803	0.808
F0+F4	0.768	0.749	0.758	0.682	0.670	0.676	0.765	0.744	0.754	0.785	0.803	0.793
F0+F5	0.635	0.627	0.631	0.652	0.649	0.650	0.675	0.612	0.642	0.703	0.726	0.714
F0+F6	0.691	0.672	0.681	0.692	0.690	0.691	0.733	0.621	0.672	0.757	0.764	0.760
F0+F7	0.642	0.636	0.639	0.664	0.671	0.668	0.703	0.594	0.644	0.689	0.715	0.701
F0+F8	0.673	0.653	0.663	0.709	0.672	0.690	0.704	0.613	0.655	0.725	0.735	0.730
F0+F9	0.644	0.650	0.647	0.683	0.671	0.677	0.685	0.601	0.641	0.703	0.733	0.718
F0+F10	0.663	0.668	0.665	0.672	0.652	0.661	0.700	0.605	0.649	0.686	0.708	0.697
F0+AC	0.790	0.784	0.787	0.811	0.802	0.806	0.792	0.805	0.798	0.835	0.832	0.833
F0+SC	0.641	0.630	0.636	0.666	0.633	0.649	0.781	0.755	0.767	0.761	0.759	0.760
ALL	0.822	0.812	0.817	0.827	0.819	0.823	0.812	0.808	0.805	0.845	0.837	0.841

由表6.14可见，在线程级别的任务上获得了和帖子级别的任务上类似的效果，都是ada boosting算法获得了最好的效果，分类器的结果显著超越了Baseline模型，再次证明了本书提出的框架超越了假设H1中的传统文本分类方法。同时信息质量的特征对结果的影响更大。所有分类器中相关性特征F0+F3上的F值表现都有明显提高，同时信息质量F0+AC上的F值表现也有显著提高，这进一步影响了总体识别信息有用性的结果。

从帖子级别以及线程级别信息有用性的分类结果可以看出，信息质量特征（F1、F2、F3、F4、F5、F6、F7）和信息源可信度特征（F8、F9、F10）在信息有用性识别上都很有效，除了F1（合适数量的数据）有时没有显著改变模型表现。在所有线程级别和帖子级别的信息有用性表现上，信息质量特征（F0+AC）的表现明显高于信息源可信度特征（F0+SC）的表现，这充分说明了在在线健康社区环境下，用户更关注信息质量，其中影响较大的是相关性、完整性、及时性。相较于权威性医生的回复，用户更关注相关、完整、及时的回复。根据知识采纳行为理论的解释，用户更关心自己的病情，因此用户有较强的动机或能力，就更有可能更多地从中心路径来制定采纳或点赞的决策。

笔者根据表 6.8 至表 6.10 中通过参数训练各个算法的分类器，得到各个算法最优分类器在训练集和测试集上的分类结果如表 6.12、表 6.13 和表 6.14 所示。总结分析分类结果，可以得到以下结论：

（1）知识采纳模型对于以有问必答网为代表的医疗领域在线问答社区的回复有用性识别有重要影响。所有分类算法加上知识采纳模型的不同度量指标后模型分类结果 F 值均有所上升。图 6.6 描述了根据 CART 决策树模型计算的特征重要性平均值排序（前 15）的特征。可以看到，除了"祝您健康""建议"两个单词外，前 15 个特征中都是知识采纳模型的衡量指标。因此，本次实验可以验证知识采纳模型在识别在线健康问答社区中医生回复有用性上的重要影响。

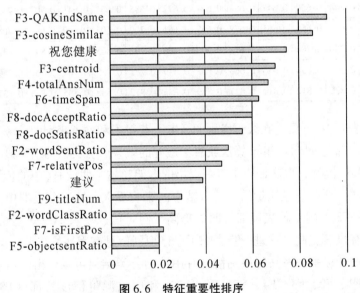

图 6.6　特征重要性排序

（2）在知识采纳模型中，信息质量对于回复有用性识别的影响较大。对于信息质量和信息源的可信度而言，在各个算法中加入信息质量的衡量指标后效果会优于信息源的可信度。这个结果与知识采纳模型的理论相符。该理论认为当信息接收者的动机和能力较强时，信息接收者通过中心路径感知的有用性更加有效。在在线健康社区中，提问者都是主动提出问题的，具备较强的动机，是否采纳回复或对回复点赞的态度更多地受到提问者主动分析回复内容的影响。因此，信息质量作为中心路径，在将其衡量指标中相应的变量加入传统文本分类模型之后，对分类结果的优化效果较佳。

（3）回复的完整性和及时性以及医生的线上经验对回复有用性的识别有较大贡献。"祝您健康"和"建议"两个单词作为由传统文本分类分词得到的特征，体现了有问必答网作为在线健康社区的特性。提问者主要是针对某种病情寻求医生的帮助，而给出具体建议的回复能够提供给提问者切实可行的解决方法，礼貌性祝福患者的回复能够缓解提问者的焦虑心情，因此更有可能被提问者采纳。就单个知识采纳模型衡量指标而言，从分类结果来看，分类算法上 F3（相关性）的效果最好。从特征重要性排序（图 6.6）来看，依次为 F3 问答一致性程度、问答的余弦相似度、问答的 centroid（中心度）；F4 同一个线程中所有回复、子回复（对追问的回复）的总次数；F6 回复时间跨度；F8（线上经验）采纳率和用户满意度最为重要。根据知识采纳模型对中心路径的理解，对于提问者而言，与问题相关的回复更容易让患者感知到有用性。一般用户对自己想要深入理解或者需要进一步解惑的问题才会进行追问，同时追问后通常会有医生的新回复，这个过程循环下去直到用户满意为止，因此 F4（完整性）更高的回复更容易让用户感知到有用性。作为在线健康社区，提问者希望能够尽快了解病情并获得解决方案，因此回复的及时性尤为重要。此外，根据知识采纳模型理论，当信息的接收者能力不足时，外围路径能够对接收者态度和行为的改变产生较大影响。在有问必答网等在线健康网站上的提问者，一般不具备专业的医疗知识，于是医生的专业能力作为外围路径在提问者决定是否采纳其回复时产生了较大影响，而相较于医生的线下专业知识和所在医院信息，通过医生的线上经验（F8）能够更加直观简单地看出一位医生在线诊断病情的能力。

（4）ada boosting 集成算法训练的分类器效果更佳。从各个算法的基准模型分类结果来看，CART 决策树的分类效果劣于朴素贝叶斯分类。这是因为 CART 决策树在某个类别的样本较多时，生成的决策树容易偏向这个样本。从召回率中可以看出，尽管本书在 CART 决策树中调整了样本权重，但它仍然受到了不平衡类的影响。而 ada boosting 虽然也以 CART 决策树为基学习器，但它们对基学习器采用 boosting 的训练方法，该方法能够显著提高弱学习器的学习效果，在弱学习器表现较差的情况下仍能有较好的效果。但从添加了知识采纳模型衡量指标后的模型分类效果来看，其他几种算法的分类效果基本上都能优于朴素贝叶斯算法。这是由于它们的模型都基于 CART 决策树，而不同于贝叶斯算法计算所有特征得出分类结果，CART 决策树在节点分裂时会根据 Gini 系数选取最佳的特征进行分裂。加入新特征后，基于 CART 决策树的模型选择了对分类效果贡献较大的新特征来建立规则，使得它们的分类效果优于朴素贝叶斯算法，这也从侧面证明了知识采纳模型对于在线健康社区回复有用性识别的分类器效果有正向影响。综合来看，分类效果最佳的是 ada boosting。

综上所述，本次实验较好地完成了实验目标。本书在验证知识采纳模型对在线健康社区回复有用性识别的分类效果有正向影响的基础上，确定了回复的完整性、及时性和医生的线上经验对回复有用性识别有较大的贡献。此外，本次实验还训练得到了能够对回复有用性较好地进行自动识别的 ada boosting 分类器，其模型如图 6.7 所示，其中深色指标即对分类有较大贡献的四个指标。

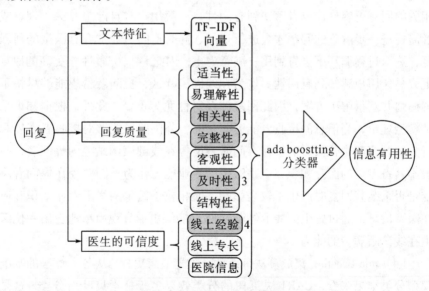

图 6.7　ada boosting 算法模型

三、知识采纳模型和深度学习方法对比

前面展示了传统机器学习方法在识别信息有用性的多个分类器上的表现。深度学习技术的流行，使得该技术被用在各个领域，其在自然语言处

理领域也取得了显著的成就（勒昆、本吉奥、辛顿，2015）。深度学习技术通过它的网络结构，从原始文本中自动发现特征，相较于传统的需要大量人工努力的特征工程和领域专长的方法，具有极大优势。相应地，本书提出了一个问题，即深度学习技术能否被用在本书研究的有用性识别任务中，自动学习到与有用性相关的特征，并且取得比知识采纳模型的特征更有效的结果。

因此，本书采用两种深度学习模型（所有的模型都通过 Phthon Keras 库实现）以及两个实验回复上面的问题。深度学习技术可以被用来从医患问答文本的线程和帖子以及有用性标签（采纳、点赞、无用）中自动学习特征并执行信息有用性的分类任务。本书使用长短期记忆递归神经网络 LSTM（桑德梅耶、施鲁特，2015），用一个 200 维的词嵌入层以及一个前项和后项及 LSTM 来处理文本，最终经过 sigmoid 激活函数产生 0 或 1 输出用于有用性分类。同时，本书也使用了卷积神经网络 CNN（克里哲夫斯基、苏茨克弗、辛顿，2012）技术，通过卷积层、tensor 输出层、平滑层到输出层产生分类器的预测输出值。本书通过实验比较深度学习技术和知识采纳模型的传统分类器在识别有用性分类任务上的表现，如表 6.15 所示。

表 6.15　基于 KAM 的模型和深度学习模型在帖子级别上的对比

模型	P	R	F
任务 1：采纳+点赞回复 VS 无用回复			
Baseline（问答文本）	0.656	0.644	0.650
LSTM（问答文本）	0.635	0.927	0.754
CNN（KAM 的特征）	0.770	0.769	0.769
基于 KAM 的模型	0.885	0.879	0.882
任务 2：采纳回复 VS 点赞+无用回复			
Baseline（问答文本）	0.667	0.640	0.653
LSTM（问答文本）	0.732	0.740	0.736
CNN（KAM 的特征）	0.763	0.772	0.767
基于 KAM 的模型	0.873	0.882	0.877

如表 6.15 所示，将两种深度学习模型与本书的知识采纳模型在帖子级别上的信息有用性分类结果进行比较，结果显示 LSTM 和 CNN 都显著超越了 Baseline 模型，但本书提出的知识采纳模型仍然表现得最好。这个结果也在笔者意料之中。Baseline 只使用了简单的词语特征，LSTM 模型能比较深入地获得语法语义和序列信息，但是 LSTM 仍获取不到较深的有用性信息。而知识采纳模型获得了更多相关性和完整性等可以感知有用性的特征。CNN 模型使用了知识采纳模型的特征，比 LSTM 的结果有所提高，但是仍然没有超越基于知识采纳模型的表现。这可能是由于深度学习需要更大的数据集，本书选择的数据集对深度学习来说有些少。深度学习通常需要数以万计或百万计的数据，超越了传统在线健康社区中的有用性标签。笔者将同样的实验过程执行在线程级别的数据集上，获得了同样的结论，如表 6.16 所示。

表 6.16　基于 KAM 的模型和深度学习模型在线程级别上的对比

模型	P	R	F
任务 1：采纳+点赞回复 VS 无用回复			
Baseline（问答文本）	0.636	0.664	0.650
LSTM（问答文本）	0.668	0.641	0.654
CNN（KAM 的特征）	0.715	0.727	0.721
基于 KAM 的模型	0.856	0.859	0.857
任务 2：采纳回复 VS 点赞+无用回复			
Baseline（问答文本）	0.616	0.631	0.623
LSTM（问答文本）	0.673	0.692	0.682
CNN（KAM 的特征）	0.754	0.732	0.743
基于 KAM 的模型	0.845	0.837	0.841

四、知识采纳模型和之前的研究方法对比

另一个算法评估是比较本书提出的知识采纳模型和其他各种论坛或问答社区中信息有用性的研究。我们把发现问答线程中有用的回复或帖子看成分类问题，将当前最优的有用性分类算法作为 Baseline，与本书研究提出的算法进行对比。前人的研究（沙阿、波莫兰兹，2010；魏默、古列维

奇、慕赫汉，2007）致力于发现高质量的回复帖子，因此可能错过了很多重要的可以识别信息有用性的信息（苏斯曼、西格尔，2003）。洪灵和戴维森（2009）通过两个特征即回复的位置和回复者的权威性识别线程中最正确的回复。为了进行公平比较，笔者运行了本书研究中使用的分类器，以及从这三个有影响的算法中提出的特征来运行前人的算法，并使用算法中表现最好的结果来进行比较。

表 6.17 展示了本书提出的方法与前人的三种方法在帖子级别上的对比结果。

表 6.17　基于 KAM 的模型和前人研究模型在帖子级别任务上的对比

模型	P	R	F
任务 1：采纳+点赞回复 VS 无用回复			
（魏默 等，2007）	0.607	0.698	0.649
（洪灵、戴维森，2009）	0.655	0.713	0.683
（沙阿、波莫兰兹，2010）	0.683	0.739	0.710
基于 KAM 的模型	0.803	0.821	0.812
任务 2：采纳回复 VS 点赞+无用回复			
（魏默 等，2007）	0.582	0.654	0.616
（洪灵、戴维森，2009）	0.602	0.792	0.684
（沙阿、波莫兰兹，2010）	0.589	0.835	0.691
基于 KAM 的模型	0.640	0.829	0.722

从表 6.17 结果中可以看出，基于知识采纳模型框架的表现结果超越了现有的三种算法。在洪灵、戴维森（2009）研究的数据集中的结果接近90%，而在本书研究中表现出了较差的结果。原因是该研究中正确有效的回复都接近较高（早）的回复位置，以及都是资历较高的成员进行回复，这些资历较高的回复者更愿意回复而不是提问。然而，在本书研究的数据集中却没有这种模式。本书研究发现，在有问必答网的医患问答中，较早的回复显示了不同程度的有用级别。

前人研究中的两种方法在预测线程级别有用性上能够满足信息寻求者的信息需求，即它包含了对问题的正确回复（鲍德温 等，2007；刘延东 等，2008）。因此，对于线程级别信息有用性的研究，本书将前人的这两种模型与本书的 KAM 模型进行了对比。表 6.18 展示了在本书研究线程级别的数据集上的信息有用性研究。结果再次证明，本书的研究方法明显超越了前人的两种方法。笔者对特征进行总结后发现，鲍德温等（2007）的研究仅仅使用了文本的词汇特征和位置特征，而没有使用信息源特征。而刘延东等（2008）的研究仅使用了 Yahoo Answers 中的问题星级和回复投票数，因此，将其应用在在线健康问答社区中并不适用。总体来说，表 6.17 和表 6.18 的结果表明，研究框架表 6.1 中提出的假设 H2——知识采纳模型的框架能够超越之前的研究被成功证实。

表 6.18　基于 KAM 的模型和前人研究模型在线程级别任务上的对比

模型	P	R	F
任务 1：采纳+点赞回复 VS 无用回复			
（鲍德温 等，2007）	0.619	0.818	0.705
（刘延东 等，2008）	0.733	0.782	0.757
基于 KAM 的模型	0.791	0.821	0.806
任务 2：采纳回复 VS 点赞+无用回复			
（鲍德温 等，2007）	0.621	0.802	0.700
（刘延东 等，2008）	0.709	0.794	0.749
基于 KAM 的模型	0.815	0.837	0.826

第五节　本章小结

越来越多的用户通过在线健康社区寻找最满意的回复来满足他们的需求。随着数据存储规模的不断增大，从在线健康社区非结构化的数据中过滤和识别出有用的回复变得尤为重要。在本书的研究中，提出了一种新颖的文本挖掘框架，能够从在线健康社区中自动提取特征和预测多种级别的信息有用性。本书使用有问必答网的医患问答数据，构建了严格的评估方法来评估本书研究提出的知识采纳模型框架，结果证实了本书研究提出的知识采纳模型框架非常有效。

一、理论意义

本章研究的理论意义有：

（1）本章在文本分析方面引入了基于知识采纳模型的综合全面的特征维度。之前的研究构建了各种各样的特征，并在这些特征的基础上使用各种方法预测在线论坛（社区）中正确的回复或回复的质量。但是在在线健康社区的研究中，几乎没有学者使用整体的研究框架开发预测多种级别信息有用性的研究模型，并且前人在有用性研究中提出的特征大多是基于直觉的。因此，本书提出了一种识别在线健康社区中信息有用性的综合研究框架，为信息有用性的研究提供了坚实的基础。

受到信息系统设计理论（ISDT）的启发，本章对在线健康社区回复有用性识别提出了基于知识采纳概念模型的设计过程，制定了信息有用性的元需求，构建了基于概念模型的元设计。核心理论来自社会科学研究为设计过程提供了理论支撑（威尔斯 等，1992），其中，如何把核心理论应用到设计科学上需要进一步探索，如何利用概念模型进行元设计又是一个巨大的挑战。本书展示了应用知识采纳模型到信息有用性元设计的文本分析具体过程，并讨论了计算的维度特征，它们代表了从知识采纳行为理论出发的信息有用性，最后证明了本书提出的有用性框架已经超越了前人的基于直觉的研究方法。本书对信息系统理论驱动的设计研究进行了拓展。

（2）设计科学要求在设计产品的过程中使用逻辑严密的方法和理论基础。本书的研究采用了设计科学框架，并应用知识采纳行为理论的方法，事实证明该框架在信息有用性研究上获得了最好的结果。本书展示了将行为、经验、设计科学等多种学科相结合来解决现实问题的一种方法，为相关研究提供了新思路。此外，从结果中也看到，深度学习方法也无法充分学习到信息有用性的潜在特征，比如知识采纳行为理论在感知有用性上的复杂过程，因此使用设计科学理论可以更好地指导算法设计，并使该过程趋于自动化。

（3）基于知识采纳模型特征的有用性结果表明，无论是在线程级别还是在帖子级别中，信息质量都比信息源的可信度更有效。在信息质量中，对结果影响较大的是相关性（F3）、完整性（F4）以及及时性（F6），在信息源的可信度中影响较大是医生的线上经验（F8）。对此可能的解释是：用户在在线健康社区中提问，他们更多地想得到更相关、更完整（对于问题以及追问的多轮回复）、更及时的回复，这样的回复更容易满足用户的需求，更能体现信息的有用性和价值。医生的线上经验越丰富，越熟悉在线健康社区的交流风格，因此他们提供的高质量回复更容易被用户感知到有用性进而被采纳和点赞。除此之外，本书的研究在原来知识采纳模型特征（张克曼 等，2008）的基础上，根据在线健康社区互动的特点，提出了信息质量结构性的维度，实现了对原来知识采纳模型特征的扩展。最初的知识采纳模型是在电子邮件交互的环境下提出的，没有在线社区的互动。因此，在知识采纳行为理论的发展过程中，可以根据环境的改变加入新的特征维度，从而实现对原有理论的拓展，从而提高模型的适用性和有效性。将来的扩展还需要研究特征之间的相关性，并进一步优化特征，从而更新验证理论。

二、实践意义

本章的研究有以下实践意义：

（1）本章的研究使得在线健康社区可以考虑其知识管理策略，从而更好地满足用户需求。现有社区的知识管理策略有用群体智慧来解决用户的问题，从而提供有用或正确的解；还有一种是投入大量的人力以及硬件来监控社区知识动态。鉴于这两种方法都有一定的局限性，本章提出了使用机器学习技术自动识别有用性信息的方法，结果也显示了该方法效果良好，为使用机器学习技术进行有用信息的发现提供了新的视角。

（2）本章的识别有用性的研究框架可以被用于改善用户的在线健康社区知识搜索体验，使在线健康社区重新考虑其知识推荐策略。在线健康社区提供了搜索功能，通过用户的关键字进行相关信息推荐。但是信息相关并不代表所推荐的信息就是有用的。社区内的推荐信息应该是在信息相关的基础上，根据信息有用性进行排序，根据需要将不同级别（线程级别或帖子级别）的有用性结果推荐给用户。还可以根据需要将多个级别的有用性合并在一起，将有用线程中最有用的帖子推荐给用户，从而改善用户的搜索体验，节省用户的屏幕停留时间。

（3）本章研究提出的在线健康社区有用性识别的研究框架也可以根据需要加入其他领域特征，拓展到其他领域，从而使得人工智能更好地识别有用信息、访问有用信息。这些有用的问答信息可以被用于自动问答的聊天机器人（埃森哲，2016），根据用户问题，引导聊天机器人提供有用的回复，为人类生活带来更方便的体验。搜索引擎的终极目标是一旦用户提出问题，搜索引擎能立刻返回正确的解，帮助人们找到与相应问题对应的有用信息（Macrae，2014）。当前一个极具挑战性的任务是信息过载，即如何从海量的候选答案中选择最正确的答案。本章研究的有用性识别框架系统为完成该任务提供了新的视角。

第七章 总结与展望

第一节 本书所做的工作

本书围绕当下流行的医患问答在线健康社区，研究如何利用在线健康平台上海量的问答数据，借助深度学习技术抽取与疾病相关的有价值的知识，并对结果进行评价；以及如何利用知识抽取技术，进行疾病、用药、健康管理方面的关系抽取以及进行知识图谱构建，并利用用户在健康平台上与疾病用药相关的时间序列数据，分析用户疾病用药的时间演化，辅助生命周期的疾病、用药、健康管理。对在线健康社区知识抽取的研究，可以为在线健康社区的知识行为研究更好地提取特征变量奠定基础，因此，在进行知识抽取的基础上，本书研究了医患问答平台中用户如何采纳一个自己最满意的医生回复的知识行为；还研究了如何从复杂海量的数据中直接识别出最有用的信息。总体来说，本书主要完成了以下几个方面的研究：

（1）针对海量的医患问答数据，研究了在线健康社区中疾病、症状和检查之间的关系抽取问题。本书通过训练医疗健康领域的词向量，并采用BiLSTM+CRF技术对医患问答数据进行了疾病、症状和检查的命名实体识别，并采用深度学习技术构建了一个基于字符级和语句级注意力机制的双向门递归神经网络模型（2ATT-BiGRU）关系抽取（分类）模型，进行疾病、症状和检查之间的关系抽取。本书构建的关系抽取模型在医患问答健康社区的数据上对标注的关系采用十折交叉进行训练和测试，并同其他模型进行对比，结果表明，本书构建的模型取得了最好的结果。本书在数据集上随机挑选了一些例子用模型进行预测，也显示了良好的预测结果。

（2）针对疾病、用药、健康管理是用户生命周期健康管理的重要组成部分的问题，本书面向海量的医患问答数据，研究疾病、药物和药物效果，采用实体识别模型进行识别，并对识别出的实体采用关系抽取模型进行疾病、药物和药物效果之间的关系抽取，展示了关系抽取模型良好的实验结果。针对生命周期的疾病用药健康管理对于疾病控制和预防的重要意义，本书利用在线健康社区上用户提问疾病用药的时间序列数据，在疾病用药关系抽取的基础上，对问答数据中提问超过 5 次的 1 927 个用户的疾病用药关系抽取结果，按照用户提问的时间序列进行疾病用药演化的研究，其结果可以辅助基于生命周期的疾病用药健康管理。

在关系抽取的基础上，本书研究了知识图谱的构建技术，构建了一个基于在线健康社区的知识图谱框架，进行了基于疾病百科的疾病、症状、检查和药物之间的关系抽取，并融合前面抽取的疾病诊断和疾病用药管理的三元组关系，构建了一个基于在线健康社区的知识图谱，它可以补充和完善现有医学知识库。知识图谱的构建可以更好地为后期的用户行为研究提取特征变量奠定基础，使得用户行为研究更加精准和科学。

（3）针对提高医患问答健康社区用户满意度，从而增强用户信任，本书研究了在线健康社区用户采纳一个自己最满意的医生回复知识行为的影响因素，基于知识采纳行为理论的双加工理论，开发了一个概念模型。该模型基于文本分析技术，从信息质量和信息源的可信度两个方面提取变量，用实证方法分析了哪些因素影响了用户的知识采纳行为，并分析了哪种类型的医生最适合回复用户问题。

（4）虽然在线健康社区中有规模庞大的信息，但是用户仍然很难从复杂海量的数据中直接识别出最有用的信息（奥马尔 等，2009）。针对各个在线健康平台都在寻求一种机制以帮助用户快速找到相关且有用的信息，本书从在线健康社区用户采纳和点赞的知识行为着手，研究在线健康社区医生回复的有用性识别问题。本书依据设计科学的思维，以知识采纳行为理论作为研究的核心理论，从中心路径和外围路径提出元需求，进行元设计，并提出设计的元假设。本书采用四种机器学习方法来识别在线健康社区中医生回复的信息有用性，并同当前流行的深度学习技术以及前人的经典研究模型进行对比，证实了本书的研究框架具有明显优势。本书的研究结果将促使健康平台重新考虑其知识管理策略，从而满足用户需求，对于改善在线健康社区中的知识搜索体验和进行知识推荐等具有重要意义。

第二节　本书的创新与不足

一、本书的创新

与前人的研究相比，本书的创新之处主要有以下几个方面：

（1）综合运用各种方法以及数据分析的新思路。本书综合运用文本分析、深度学习、知识挖掘、知识图谱构建、计量分析等多种研究方法；采用知识采纳行为理论（KAM）、精细加工可能性模型（ELM）、疾病预防保健的健康管理理论、知识管理理论等，从行为角度来分析在线健康社区的参与体，并从行为改变和知识获取方面来研究在线健康社区用户采纳医生回复意见的决策行为，以及基于用户采纳和点赞行为识别医生回复信息的有用性。

（2）现有的与疾病相关的关系抽取大都基于电子病历和生物医学文献摘要。而本书最大的优势则是针对在线健康社区中的医患问答语料提出了一个结合字符级和语句级注意力机制的双向 GRU 网络架构（2ATT-BiGRU）来抽取与疾病相关的多种关系；此外，通过大规模数据集来训练相关领域的词向量，以及双向的 GRU 网络（无须手工设计特征，获取了重要的上下文语法和语义特征）和注意力机制的架构，在与疾病相关的关系抽取上超越了现有的经典模型，取得了良好的效果。

在完成疾病、药物和药物效果的关系抽取后，本书又对在线健康社区用户疾病用药的时间序列数据进行分析，选取其中提问次数超过 5 次的心血管疾病用户的时间序列数据，结合用户画像（年龄、性别、疾病特性等），分析用户疾病用药的生命周期健康管理，从分析结果中获取到了疾病用药、药物效果的进展演化时间序列，该研究结果可以辅助健康管理师为用户制订个性化健康管理方案；另外，可以将众多的用户用药案例分享给医生，辅助医生诊断，为循证医学提供了支持；此外，本书还拓展了基于生命周期健康管理的数据应用范围。

（3）在在线健康社区用户知识采纳行为的研究中，本书大量使用了当前最流行的医患问答健康社区的大规模新近语料，采用双加工理论将用户的知识行为研究拓展应用到在线健康社区中（前人的研究大都针对开放型社区）；并使用文本挖掘技术综合全面地从医患问答数据中抽取了信息质量和信息源可信度方面的变量；同时本书调查了调节变量用户参与程度在信息质量和信息源可信度方面的影响因素以及与用户采纳决策的关联；基于实证结果，本书提供了使用大规模数据集更好地理解在线健康社区用户的知识采纳行为的模型，并深入分析了本书的研究对健康平台、医生和用户的意义。

（4）依据设计科学的思维，以知识采纳行为理论作为核心理论，本书提出了一种识别医生回复信息有用性的研究框架。本书提出从用户采纳和点赞的知识行为着手，基于知识采纳概念模型识别医生回复有用性的设计过程，制定了信息有用性的元需求，构建了基于理论模型的元设计。本书使用来自社会科学的核心理论即知识采纳行为理论为设计过程提供理论支撑，其中，关键的一步是把核心理论应用到设计科学上，如何利用概念模型进行元设计又是一个巨大的挑战。本书展示了应用知识采纳模型到信息有用性元设计的计算维度特征，它们代表了从知识采纳行为理论出发的信息有用性。最后证明了本书提出的有用性框架已经超越了前人基于直觉的研究方法。此外，本书对信息系统理论驱动的设计研究进行了拓展。

二、本书的不足

虽然笔者做了很多工作，但由于笔者时间和精力有限，本书的研究仍然存在一定的不足，主要有以下几个方面：

（1）在在线健康社区的疾病诊断和疾病用药健康管理的关系抽取中，虽然本书提出的关系抽取模型表现很好，但是还有改进空间。例如，在关系抽取中，实体之间的共指问题并没有被解决，这在一定程度上影响了关系抽取的结果，使得依赖于语法和语义信息以及领域知识的共同实体无法被有效地识别出来，因此关系抽取的结果仍存在提升空间。

（2）在基于医患问答在线健康社区数据进行疾病用药健康管理的生命周期分析时，有问必答网上三年的问答数据周期还是不够长，同时，用户并不是所有的健康问题都会选择在问答社区寻求帮助和提问，所以用户的疾病或病历数据存在缺失值严重的现象。因此，基于健康社区进行疾病用药健康管理的研究还停留在初步分析阶段。等到在线健康社区真正深入人们生活，用户的病历数据在健康社区中越来越完善的时候，本书基于生命周期的健康管理研究将会体现出越来越重要的价值。

（3）在关系抽取的基础上，本书构建了一个初步的基于在线健康社区的知识图谱。但知识图谱的构建是一个庞大且复杂的工程，本书的研究目前还停留在提出一套基于在线健康知识图谱的方案上，其他的实体对齐、质量评估等仍然需要深入研究下去。由于时间仓促，好多实体的属性信息未能被加入，知识图谱的推理等仍需要深入研究。

（4）在分析在线健康社区用户的知识采纳行为的研究中，用户的医学知识和从医经验是影响用户所提出问题的质量和用户参与程度的重要衡量指标，但是本书并没有考虑它们，后期需要加入完善。

第三节　研究展望

基于医患问答在线健康社区的语料，本书研究了通过疾病诊断和疾病用药管理的关系抽取和知识图谱构建，以及在线健康社区的知识采纳行为，还研究了如何识别在线健康社区医生回复的有用性。本书的研究取得了较好的效果，为实现基于在线健康社区的智能健康和知识管理提供了坚实的基础，但与最终的理想结果还存在一定的差距。未来的工作中仍需要进一步研究：

（1）在在线健康社区的关系抽取任务中，共指问题需要进一步解决。在接下来的工作中，需借助共指消解技术进行自动概念标注和手工概念对的标注，借助字符串匹配、别名、邻近概念等消解技术策略，去消解问答健康社区中医学实体间的共指关系，识别上下文中代词提及的信息等，识别共指的概念，从而正确识别出与代词对应的实体，以及解决含有共指关系的知识抽取。

（2）在用户基于生命周期的健康管理方面，在以后的研究中，笔者将尝试获取更长时间的用户时间序列数据，并尝试与电子病历中用户的疾病用药数据建立沟通与连接，进行更深入的疾病用药健康管理的探索与研究分析。

（3）在在线健康社区的知识图谱构建中，需要更多的相关疾病与食疗的关系、相关疾病与运动的关系等。很多流程如实体消歧与对齐、质量评估理论等，需要笔者在以后的工作中投入更多的时间和精力深入研究。

（4）针对在线健康社区的用户知识采纳行为中用户参与程度的分析，可以尝试加入用户的在线健康社区提问的时间序列数据，作为用户医学背景和用户参与程度的重要衡量指标，使得用户参与程度对采纳结果的关系分析更加准确。同时，在有用性预测研究完成后，可以利用有用性预测得到的标签，经人工审核后，作为有用性标注，研究医生回复的信息有用性在信息质量或信息源可信度和用户采纳决策之间的中介调节作用。

参考文献

［1］奥德玛, 杨云飞, 穗志方, 等. 中文医学知识图谱 CMeKG 构建初探 ［J］. 中文信息学报, 2019, 33 （10）: 1-9.

［2］蔡强, 郝佳云, 曹健, 等. 采用多尺度注意力机制的远程监督关系抽取 ［J］. 中文信息学报, 2018, 32 （1）: 96-101.

［3］冯蕴天, 张宏军, 郝文宁, 等. 基于深度信念网络的命名实体识别 ［J］. 计算机科学, 2016, 43 （4）: 224-230.

［4］郭文龙. 中医方剂知识图谱构建研究与实现 ［D］. 兰州: 兰州大学, 2019.

［5］韩智, 周法国. 基于知识图谱的高铁动车设备检测系统的本体框架构建与维护 ［J］. 现代电子技术, 2018, 47 （6）: 11-14.

［6］郝伟学. 中医健康知识图谱的构建研究 ［D］. 北京: 北京交通大学, 2017.

［7］何丽云, 李新龙, 刘岩, 等. 中医师辨证论治: 知识图谱构建的思路与方法 ［J］. 中医杂志, 2017, 58 （19）: 1650-1653.

［8］胡芳槐. 基于多种数据源的中文知识图谱构建方法研究 ［D］. 上海: 华东理工大学, 2014.

［9］黄兆玮, 常亮, 宾辰忠, 等. 基于 GRU 和注意力机制的远程监督关系抽取 ［J］. 计算机应用研究, 2018, 36 （10）: 2930-2933.

［10］贾李蓉, 刘静, 于彤, 等. 中医药知识图谱构建 ［J］. 医学信息研究, 2016, 35 （8）: 51-53.

［11］贾文娟, 何丰. 基于 HowNet 的中文本体学习方法研究 ［J］. 计算机技术与发展, 2011, 21 （6）: 77-84.

［12］蒋姗彤, 王宏宇. 基于北京血管健康分级指导的智能化全生命周

期心脏和血管健康管理［J］.中华临床医师杂志，2019，13（11）：868-871.

［13］李枫林，张俊分.社会化问答平台中知识采纳影响因素研究［J］.新世纪图书馆，2018（9）：59-81.

［14］李进华，张婷婷.社会化问答知识分享用户感知有用性影响因素研究：以知乎为例［J］.现代情报，2018，38（4）：20-28.

［15］李蕾，何大庆，章成志.社会化问答研究综述［J］.数据分析与知识发现，2018（7）：1-12.

［16］李丽双，郭元凯.基于CNN-BLSTM-CRF模型的生物医学命名实体识别［J］.中文信息学报，2018，32（1）：116-122.

［17］李丽双，何红磊，刘珊珊，等.基于词表示方法的生物医学命名实体识别［J］.小型微型计算机系统，2016，37（2）：302-307.

［18］李秀玲，张树生，黄瑞，等.面向工艺重用的工艺知识图谱构建方法［J］.西安：西北工业大学，2019（6）：1174-1183.

［19］李艳霞，柴毅，胡友强，等.不平衡数据分类方法综述［J］.控制与决策，2019，34（4）：673-688.

［20］刘建炜，燕路峰.知识表示方法比较［J］.计算机系统应用，2010，20（3）：242-246.

［21］刘俪婷，师文轩，程书芝.知识图谱在问答系统中的应用综述［J/OL］.中国科技论文在线精品论文，2017，10（10）：1052-1065.http://highlights.paper.edu.cn/index/paper_detail/6330.

［22］刘峤，李杨，段宏，等.知识图谱构建技术综述［J］.计算机研究与发展，2016，53（3）：582-600.

［23］刘知远，孙茂松，林衍凯，等.知识表示学习研究进展［J］.计算机研究与发展，2016，53（2）：247-261.

［24］吕英杰.网络健康社区中的文本挖掘方法研究［D］.上海：上海交通大学，2013.

［25］沈鹏悦.北京市家庭医生签约服务现况研究［D］.北京：北京中医药大学，2018.

［26］苏娅，刘杰，黄亚楼.在线医疗文本中的实体识别研究［J］.北京大学学报（自然科学版），2016，52（1）：1-9.

［27］苏永浩，张驰，程文亮，等.CLEQS_基于知识图谱构建的跨语言实体查询系统［J］.计算机应用，2016，36（S1）：204-206.

[28] 王鹏远, 姬东鸿. 基于多标签 CRF 的疾病名称抽取 [J]. 计算机应用研究, 2017, 34 (1): 118-122.

[29] 王仁武, 袁毅, 袁旭萍. 基于深度学习与图数据库构建中文商业知识图谱的探索研究 [J]. 图书与情报, 2016 (15): 110-117.

[30] 吴运兵, 阴爱英, 林开标, 等. 基于多数据源的知识图谱构建方法研究 [J]. 福州大学学报 (自然科学版), 2017, 45 (3): 329-335.

[31] 徐元子, 张迎新, 刘登第. 基于条件随机场的网络评论与事件中命名实体匹配研究 [J]. 计算机应用研究, 2016, 33 (6): 1642-1647.

[32] 徐增林, 盛泳潘, 贺丽荣, 等. 知识图谱技术综述 [J]. 电子科技大学学报, 2016, 45 (4): 589-606.

[33] 杨莉, 胡守仁. 知识库推理和维护系统 [J]. 国防科技大学学报, 1991, 13 (2): 127-133.

[34] 杨娅, 杨志豪, 林鸿飞, 等. MBNER: 面向生物医学领域的多种实体识别系统 [J]. 中文信息学报, 2016, 30 (1): 170-182.

[35] 郁小玲, 张铁山, 吴彤, 等. 基于两位一体的中文电子病历命名实体识别 [J]. 中国卫生信息管理杂志, 2017, 14 (4): 552-556.

[36] 张帆, 王敏. 基于深度学习的医疗命名实体识别 [J]. 计算机技术与自动化, 2017, 36 (1): 123-127.

[37] 张菁华. 基于 WCF 面向社区医疗服务的连续健康管理系统设计 [D]. 北京: 中国科学院大学, 2014.

[38] 张伟. 构建全生命周期的新时代中国特色健康服务模式 [J]. 中国循证医学杂志, 2019, 19 (12): 1379-1387.

[39] 张祥伟, 李智. 基于多特征融合的中文电子病历命名实体识别 [J]. 软件导刊, 2017, 16 (2): 128-130.

[40] 赵京胜, 肖娜, 高翔. 基于自然语言处理的能源领域知识图谱 [J]. 信息技术与信息化, 2018, 5 (14): 1672-9528.

[41] 朱国进, 沈盼宇. 基于深度学习的算法知识实体识别与发现 [J]. 智能计算机与应用, 2017, 7 (1): 17-20.

[42] ABBASI A, CHEN H. Writeprints: A Stylometric Approach to Identity-level Identification and Similarity Detection in Cyberspace [C/OL]. Paper presented at the ACM Transactions on Information Systems, 2008. https://dl.acm.org/doi/abs/10.1145/1344411.1344413.

［43］ACCENTURE. Chatbots in Customer Service ［M］. Amsterdam: Elsevier, 2016: 1-12.

［44］ADAMS S A. Revisiting the online health information reliability debate in the wake of "web 2.0": an inter-disciplinary literature and website review ［J］. International Journal of Medical Informatics, 2010, 79 (6): 391-400.

［45］AGICHTEIN E, GRAVANO L. Snowball: Extracting Relations from Large Plain-Text Collections ［C/OL］. ACM Conference on Digital Libraries, 2000: 85-94. https://dl.acm.org/doi/abs/10.1145/336597.336644.

［46］AGICHTEIN E, LIU Y, BIAN J. Modeling information-seeker satisfaction in community question answering ［J］. ACM Transactions on Knowledge Discovery from Data, 2019, 3 (2): 1-27.

［47］AKAY A, DRAGOMIR A, ERLANDSSON B E. Network-based modeling and intelligent data mining of social media for improving care ［J］. IEEE J Biomed Health Inform, 2015, 19 (1): 210-218.

［48］ANGST C M, AGARWAL R. Adoption of Electronic Health Records in the Presence of Privacy Concerns : The Elaboration Likelihood Model And Individual Persuasion ［J］. MIS Quarterly, 2009, 33 (2): 339-370.

［49］ARJI G, SAFDARI R, REZAEIZADEH H, et al. A systematic literature review and classification of knowledge discovery in traditional medicine ［J］. Computer Methods and Programs in Biomedicine, 2019 (168): 39-57.

［50］ASCHOFF F-R, SCHAER V, SCHWABE G. Where Should I Send my Post? The Concept of Discourse Quality in Online Forums and its Dependency on Membership Size ［C/OL］. Paper presented at the Proceeding of the 5th International Conference on Communities and Technologies-C&T'11, New York, 2011. https://dl.acm.org/doi/abs/10.1145/2103354.2103364.

［51］BAE B J, YI Y J. What answers do questioners want on social Q&A? User preferences of answers about STDs ［J］. Internet Research, 2017, 27 (5): 1104-1121.

［52］AHN J, CHOI Y. Helpfulness of online consumer reviews: readers' objectives and review cues ［J］. International Journal of Electronic Commerce, 2012, 17 (2): 99-126.

［53］BAEK H, AHN J, CHOI Y. Helpfulness of Online Consumer Reviews: Readers' Objectives and Review Cues [J]. International Journal of Electronic Commerce, 2014, 17 (2): 99-126.

[54] BAILEY J E, PEARSON S W. Development of a Tool for Measuring and Analyzing Computer User Satisfaction [J]. Management Science, 1983, 29 (5): 530-545.

[55] BALDWIN T, MARTINEZ D, PENMAN R B. Automatic Thread Classification for Linux User Forum Information Access [C/OL]. Paper presented at the Proceedings of the Twelfth Australasian Document Computing Symposium (ADCS), 2007: 72-79. https://www.ixa.eus/sites/default/files/dokumentuak/3783/adcs.pdf.

[56] BANSAL G, ZAHEDI F M, GEFEN D. The impact of personal dispositions on information sensitivity, privacy concern and trust in disclosing health information online [J]. Decision Support Systems, 2010, 49 (2): 138-150.

[57] BARELLO S, GRAFFIGNA G, VEGNI E. Patient engagement as an emerging challenge for healthcare services: mapping the literature [J]. Nursing Research and Practice, 2012: 905934.

[58] BATISTA G E, PRATI R C, MONARD M C. A Study of the Behavior of Several Methods for Balancing Machine Learning Training Data [J]. ACM SIGKDD Explorations Newsletter, 2004, 6 (1): 20.

[59] BATTERSBY S L, VERDI B. The Culture of Professional Learning Communities and Connections to Improve Teacher Efficacy and Support Student Learning [J]. Arts Education Policy Review, 2015, 116 (1): 22-29.

[60] BENDER J L, JIMENEZ-MARROQUIN M-C, JADAD A R. Seeking Support on Facebook: A Content Analysis of Breast Cancer Groups [J]. Journal of Medical Internet Research, 2011, 13 (1): e1560.

[61] BENGIO Y, FRASCONI P. Learning long-term dependencies with gradient descent is difficult. IEEE Trans [J]. Neural Network, 1994, 5 (5): 157-166.

[62] BERNERSLEE T, HENDLER J. Publishing on the semantic web [J]. Nature, 2011, 410 (6832): 1023-1024.

[63] BHATTACHERJEE A, SANFORD C. Influence Processes for Information Technology Acceptance: An Elaboration Likelihood Model [J]. MIS

Quarterly, 2006, 30 (4): 805-825.

[64] BLEI D M, NG A Y, JORDAN M I. Latent Dirichlet Allocation [J]. The Journal of Machine Learning Research, 2003 (3): 993-1022.

[65] BRICKLEY D, GUHA R V. RDF Vocabulary Description Language 1.0 [EB/OL]. RDF Schema: Department of Computer Science University of Helsinki, 2004. https://cir.nii.ac.jp/crid/1573105975377912576.

[66] BRIN S. Extracting Patterns and Relations from the World Wide Web [C/OL]. WebDB 1998: International Workshop on the World Wide Web and Databases, 1998: 172 - 183. https://link. springer. com/chapter/10. 1007/10704656_11.

[67] BUNESCU R C, MOONEY R J. A Shortest Path Dependency Kernel for Relation Extraction [C/OL]. Proceedings of the conference on Human Language Technology and Empirical Methods in Natural Language Processing, 2005: 724 -731. https://aclanthology.org/H05-1091.

[68] CAI X, DONG S, HU J. A deep learning model incorporating part of speech and self-matching attention for named entity recognition of Chinese electronic medical records [J]. Bmc Medical Informatics and Decision Making, 2019, 19 (2): 65.

[69] CAO Q, DUAN W, GAN Q. Exploring determinants of voting for the "helpfulness" of online user reviews: A text mining approach [J]. Decision Support Systems, 2011, 50 (2): 511-521.

[70] CAO X, LIU Y, ZHU Z, et al. Online selection of a physician by patients: Empirical study from elaboration likelihood perspective [J]. Computers in Human Behavior, 2017 (73): 403-412.

[71] CHAIKEN S. Heuristic Versus Systematic Information Processing and the Use of Source Versus Message Cues in Persuasion [J]. Journal of Personality and Social Psychology, 1980, 39 (5): 752-766.

[72] CHEN C C, TSENG Y D. Quality evaluation of product reviews using an information quality framework [J]. Decision Support Systems, 2011, 50 (4): 755-768.

[73] CHEN L, BAIRD A, STRAUB D. Fostering Participant Health Knowledge and Attitudes: An Econometric Study of a Chronic Disease-Focused

Online Health Community [J]. Journal of Management Information Systems, 2019, 36 (1): 194-229.

[74] CHEN S, CHAIKEN S. The Heuristic-Systematic Model in its Broader Context [M] // S CHAIKEN, Y TROPE. Dual-Process Theories in Social Psychology. New York: The Guilford Press, 1999.

[75] CHENG Y H, HO H Y. Social influence's impact on reader perceptions of online reviews [J]. Journal of Business Research, 2015, 68 (4): 883-887.

[76] CHEUNG C M K, LEE M K O, LEE Z W Y. Understanding the Continuance Intention of Knowledge Sharing in Online Communities of Practice through the Post-Knowledge-Sharing Evaluation Processes [J]. Journal of the American Society for Information Science and Technology, 2013, 64 (7): 1357-1374.

[77] CHEUNG C M K, LEE M K O, RABJOHN N. The impact of electronic word-of-mouth [J]. Internet Research, 2008, 18 (3): 229-247.

[78] CHEUNG C M K, LEE M K O, RABJOHN N. The impact of electronic word-of-mouth: The adoption of online opinions in online customer communities [J]. Internet Research, 2008, 18 (3): 229-247.

[79] CHEVALIER J A, MAYZLIN D. The Effect of Word of Mouth on Sales: Online Book Reviews [J]. Journal of Marketing Research, 2006, 43 (3): 345-354.

[80] CHI WANG, DANILEVSKY M, DESAI N, et al. A Phrase Mining Framework for Recursive Construction of a Topical Hierarchy [C/OL]. Proceeding of the 19th ACM SIGKDD International Conference on Knowledge Discovery and Data Mining, 2013: 437 - 445. https://dl. acm. org/doi/abs/10. 1145/2487575.2487631.

[81] CHMIEL A, SIENKIEWICZ J, THELWALL M, et al. Collective emotions online and their influence on community life [J]. PLoS One, 2011, 6 (7): e22207.

[82] CHO K, MERRIENBOER B, BAHDANAU D, et al. On the properties of neural machine translation: Encoder-decoder approaches [J]. arXiv preprint arXiv: 2014L 1409. 1259.

[83] CHOI E, SHAH C. Asking for more than an answer: What do askers expect in online Q&A services? [J]. Journal of Information Science, 2016, 43

(3): 424-435.

[84] CHRISTEN P FEBRL. A Freely Available Record Linkage System with a Graphical User Interface [C/OL]. Proceedings of the 14th ACM SIGKDD International Conference on Knowledge Discovery and Data Mining (KDD), 2008. https://dl.acm.org/doi/10.5555/1385089.1385094.

[85] CHU S K W, HUANG H, WONG W N M, et al. Quality and clarity of health information on Q&A sites [J]. Library & Information Science Research, 2018, 40 (3-4): 237-244.

[86] CHUA A Y K, BANERJEE S. Understanding review helpfulness as a function of reviewer reputation, review rating, and review depth [J]. Journal of the Association for Information Science and Technology, 2015, 66 (2): 354-362.

[87] COHAN A, YOUNG S, YATES A, et al. Triaging content severity in online mental health forums [J]. Journal of the Association for Information Science and Technology, 2017, 68 (11): 2675-2689.

[88] CONSTANT D, SPROUL L, KIESLER S. The Kindness of Strangers: The Usefulness of Electronic Weak Ties for Technical Advice [J]. Organization Science, 1996, 7 (2): 119-135.

[89] CRICHTON G, PYYSALO S, CHIU B, et al. A neural network multi-task learning approach to biomedical named entity recognition [J]. BMC Bioinformatics, 2017, 18 (1): 368.

[90] CRONIN R, CONWAY D, CONDON D, et al. Patient and healthcare provider views on a patient-reported outcomes portal [J]. Journal of the Association for Information Science and Technology, 2018, 25 (11): 1470-1480.

[91] CULOTTA A, SORENSEN J. Dependency Tree Kernels for Relation Extraction [C/OL]. Meeting on Association for Computational Linguistics, 2004, 423-429. https://aclanthology.org/ P04-1054.

[92] DAVIS F D. Perceived Usefulness, Perceived Ease of Use, and User Acceptance of Information Technology [J]. MIS Quarterly, 1989, 13 (3).

[93] DELONE W, MCLEAN E. The DeLone and McLean Model of Information Systems Success: A Ten-Year Update [J]. Journal of Management Information Systems, 2003, 19 (4): 9-30.

[94] DESHPANDE O, LAMBA D S, TOURN M, et al. Building, maintai-

ning, and using knowledge bases: a report from the trenches [C/OL]. ACM Sigmoid International Conference on Management of Data, 2013, 1209-1220. https://dl.acm.org/doi/abs/10.1145/2463676.2465297.

[95] DING S, GAO C, LIN C Y, et al. Using Conditional Random Fields to Extract Contexts and Answers of Questions from Online Forums [C/OL]. Paper presented at the Proceedings of the 46th Annul Meeting of the Association for Computational Linguistics: Human Language Technologies - ACL '08, HLT. Columbus, OH, USA, 2008. https://aclanthology.org/P08-1081.

[96] DOGAN R I, LEAMAN R, LU Z. NCBI disease corpus: a resource for disease name recognition and concept normalization [J]. Journal of Biomedical Informatics, 2014 (47): 1-10.

[97] DOLL W J, TORKZADEH G. The measurement of end-user computing satisfaction theoretical and methodological issues [J]. MIS Quarterly, 1991, 15 (1): 5-10.

[98] DOMINGOS P. A Few Useful Things to Know about Machine Learning [J]. Communications of the ACM, 2012, 55 (10): 78-87.

[99] DUAN W, GU B, WHINSTON A B. Do online reviews matter? — An empirical investigation of panel data [J]. Decision Support Systems, 2008, 45 (4): 1007-1016.

[100] EAGLY A H, CHAIKEN S. The Psychology of Attitudes [M]. Fort Worth, TX.: Harcourt Brace Jovanovich, Elsevier, 1993.

[101] EFTIMOV T, KOROUSIC SELJAK B, KOROSEC P. A rule-based named-entity recognition method for knowledge extraction of evidence-based dietary recommendations [J]. PLoS One, 2017, 12 (6): e0179488.

[102] EINAR B, HAVRO L J, MOEN O. An empirical investigation of self-selection bias and factors influencing review helpfulness [J]. International Journal of Business and Management, 2015, 2 (17): 16-30.

[103] ETZIONI O, FADER A, CHRISTENSEN J, et al. Open information extraction: The second generation [C/OL]. International Joint Conferences on Artificial Intelligence, 2011. https://citeseerx.ist.psu.edu/document? repid=rep1&type=pdf&doi=906901b15c93d0cbfdf6c9b6587c6a1b389ec386.

[104] FADER A, SODERLAND S, ETZIONI O. Identifying Relations for

Open Information Extraction [C/OL]. Paper presented at the Proceeding of the Conference on Empirical Methods in Natural Language Processing and Computational Natural Language Learning, Stroudsburg, 2011. https://aclanthology.org/D11-1142.pdf.

[105] FETENE N, CANAVAN M E, MEGENTTA A. District-level health management and health system performance [J]. PLoS One, 2019, 14 (2): e0210624.

[106] FORMAN C, GHOSE A, WIESENFELD B. Examining the Relationship Between Reviews and Sales: The Role of Reviewer Identity Disclosure in Electronic Markets [J]. Information Systems Research, 2008, 19 (3): 291-313.

[107] FRUNZA O, INKPEN D. Extraction of Disease-Treatment Semantic Relations from Biomedical Sentences [C/OL]. Paper presented at the Proc of Workshop on Biomedical Natural Language Processing. Stroudsburg: Association for Computational Linguistics, 2010, 2 (13). https://dl.acm.org/doi/10.5555/1869961.1869973.

[108] GHOSE A, IPEIROTIS P G. Estimating the Helpfulness and Economic Impact of Product Reviews: Mining Text and Reviewer Characteristics [J]. IEEE Transactions on Knowledge and Data Engineering, 2010, 23 (10): 1498-1512.

[109] GIUSEPPE D, LENZERINI M. TBox and ABox Reasoning in Expressive Description Logics [C/OL]. Paper presented at the Proceedings of the 1996 International Workshop on Description Logics, Cambridge, MA, USA, 1996. https://dl.acm.org/doi/10.5555/3087368.3087406.

[110] GOH J M, GAO G G, AGARWAL R. The Creation Of Social Value Can An Online Health Community Reduce Rural-Urban Health Disparities [J]. MIS Quarterly, 2016, 40 (1): 247-263.

[111] GRAVES A, SCHMIDHUBER J. Framewise phoneme classification with bidirectional LSTM and other neural network architectures [J]. Neural Network, 2005 (18): 602-610.

[112] GRIZZLE A. Identifying Common Methods Used by Drug Interaction Experts for Finding Evidence About Potential Drug-Drug Interactions: Web-Based Survey [J]. Journal of Medical Internet Research, 2019, 21 (1):

e11182.

[113] GUO B, ZHOU S. What makes population perception of review helpfulness: an information processing perspective [J]. Electronic Commerce Research and Applications, 2016 (17): 585-608.

[114] GUO S, GUO X, FANG Y, et al. How Doctors Gain Social and Economic Returns in Online Health-Care Communities: A Professional Capital Perspective [J]. Journal of Management Information Systems, 2017, 34 (2): 487-519.

[115] HABIBI M, WEBER L, NEVES M, et al. Deep learning with word embeddings improves biomedical named entity recognition [J]. Bioinformatics, 2017, 33 (14): i37-i48.

[116] HAIR J, BLACK W, BABIN B, et al. Multivariate Data Analysis [M]. Amsterdam: Upper Saddle River, Elsevier, 2006.

[117] HAN X, SUN L. Distant Supervision via Prototype-Based Global Representation Learning [C/OL]. Proceedings of the Thirty-First AAAI Conference on Artificial Intelligence (AAAI-17), 2017, 3 (6): 3443-3449. https://ojs.aaai.org/index.php/AAAI/article/view/11004.

[118] HAO H, ZHANG K, WANG W, et al. A tale of two countries: International comparison of online doctor reviews between China and the United States [J]. International Journal of Medical Informatics, 2017 (99): 37-44.

[119] HASEGAWA T, SEKINE S, GRISHMAN R. Discovering Relations among Named Entities from Large Corpora [C/OL]. Meeting on Association for Computational Linguistics, 2004, 4 (3): 415-422. https://aclanthology.org/P04-1053.

[120] HE H, GARCIA E A. Learning from Imbalanced Data [J]. IEEE Transactions on Knowledge and Data Engineering, 2009, 21 (9): 1263-1284.

[121] HE Z, CHEN Z, OH S, et al. Enriching consumer health vocabulary through mining a social Q&A site: A similarity-based approach [J]. Journal of Biomedical Informatics, 2017 (69): 75-85.

[122] HEARST M A. Automatic Acquisition of Hyponyms from Large Text Corpora [C/OL]. Proceedings of the Fourteenth International Conference on Computational Linguistics, 1992, 4 (16): 539-545. https://dl.acm.org/doi/10.3115/992133.992154.

[123] HEVNER A R, MARCH S T, PARK J, et al. Design Science in Information Systems Research [J]. MIS Quarterly, 2004, 28 (1): 75-105.

[124] HLEE S, LEE J, YANG S B, et al. An empirical examination of online restaurant reviews (Yelp. com): moderating roles of restaurant type and self-image disclosure [C/OL]. Bilbao, Spain: Springer International Publishing, 2016: 339-353. https://aclanthology.org/2020.lrec-1.608.

[125] HOANG L, LEE J T, SONG Y I, et al. A model for evaluating the quality of user-created documents [C/OL]. Information Retrieval Technology: 4th Asia Infomation Retrieval Symposium, Harbin, China. Springer Berlin Heidelberg, 2008: 496 - 501. https://dl. acm. org/doi/abs/10. 5555/1786374. 1786443.

[126] HOCHREITER S, SCHMIDHUBER J. Long short - term memory [J]. Neural Computation, 1997, 9 (8): 1735-1780.

[127] HONAVAR V G. The Design Process: A Computational Perspective [J]. MIS Quarterly, 2004, 7 (2): 213-341.

[128] HONG H, XU D, WANG G A, et al. Understanding the determinants of online review helpfulness: A meta-analytic investigation [J]. Decision Support Systems, 2017 (102): 1-11.

[129] HONG L, DAVISON B D. A Classification-based Approach to Question Answering in Discussion Boards [C/OL]. Paper presented at the Proceedings of the 32nd international ACM SIGIR conference on Research and development in information retrieval, 2009. https://dl.acm.org/doi/10.1145/1571941. 1571973.

[130] HOVLAND C J. Changes in attitude through communication [J]. Journal of Abnormal and Social Psychology, 1951, 46 (3): 424-437.

[131] HUANG A H, CHEN K, YEN D C, et al. A study of factors that contribute to online review helpfulness [J]. Computers in Human Behavior, 2015 (48): 17-27.

[132] HUANG X, ZHANG J, LI D, et al. Knowledge Graph Embedding Based Question Answering [C/OL]. Paper presented at the WSDM '19: Proceedings of the Twelfth ACM International Conference on Web Search and Data Mining, 2019. https://dl.acm.org/doi/10.1145/3289600.3290956.

［133］HWANG E H, SINGH P V, ARGOTE L. Knowledge Sharing in Online Communities: Learning to Cross Geographic and Hierarchical Boundaries ［J］. Organization Science, 2015, 26 (6): 1593-1611.

［134］IQBAL E, MALLAH R, RHODES D, et al. ADEPt, a semantically-enriched pipeline for extracting adverse drug events from free-text electronic health records ［J］. PLoS One, 2017, 12 (11): e0187121.

［135］JAGANNATHA A, LIU F, LIU W, et al. Overview of the First Natural Language Processing Challenge for Extracting Medication, Indication, and Adverse Drug Events from Electronic Health Record Notes ［J］. Drug Safety, 2019, 42 (1): 99-111.

［136］JAPKOWICZ N, STEPHEN S. The Class Imbalance Problem: A Systematic Study ［J］. Intelligent Data Analysis, 2002, 6 (5): 429-449.

［137］JIN J, YAN X, LI Y, et al. How users adopt healthcare information: An empirical study of an online Q&A community ［J］. International Journal of Medical Informatics, 2016 (86): 91-103.

［138］JONNAGADDALA J, JUE T R, CHANG N W, et al. Improving the dictionary lookup approach for disease normalization using enhanced dictionary and query expansion ［EB/OL］. Database (Oxford), 2016. https://pubmed.ncbi.nlm.nih.gov/27504009/.

［139］KAMBHATLA N. Combining Lexical, Syntactic, and Semantic Features with Maximum Entropy Models for Extracting Relations ［C/OL］. Meeting on Association for Computational Linguistics, 2004. https://aclanthology.org/P04-3022.

［140］KANG Y, ZHOU L. Longer is better? A case study of product review helpfulness prediction ［C/OL］. Paper presented at the Proceedings of the 22nd Americas Conference on Information Systems, San Diego, 2016. https://aisel.aisnet.org/amcis2016/Intel/Presentations/1/.

［141］KARIMI S, WANG F. Online review helpfulness: Impact of reviewer profile image ［J］. Decision Support Systems, 2017 (96): 39-48.

［142］KAZMER M M, LUSTRIA M L A, CORTESE J, et al. Distributed Knowledge in an Online Patient Support Community: Authority and Discovery ［J］. Journal of the Association for Information Science and Technology, 2014,

65 (7): 1319-1334.

[143] KHOO C S G, CHAN S, NIU Y. Extracting Causal Knowledge from a Medical Database using graphical patterns [C/OL]. Paper presented at the In proceedings of the 38th Annual Meeting on Association for Computational Linguistics, Hong Kong, 2002. https://dl.acm.org/doi/10.3115/1075218.1075261.

[144] KOLYVAKIS P, KALOUSIS A, SMITH B, et al. Biomedical ontology alignment: an approach based on representation learning [J]. Journal of Biomedical Semantics, 2018, 9 (1).

[145] KORFIATIS N, GARCÍA-BARIOCANAL E, SÁNCHEZ-ALONSO S. Evaluating content quality and helpfulness of online product reviews: the interplay of review helpfulness vs. review content [J]. Electronic Commerce Research and Applications, 2012, 11 (3): 205-217.

[146] KRIZHEVSKY A, SUTSKEVER I, HINTON G E. ImageNet Classification with Deep Convolutional Neural Networks [J]. Neural Information Processing Systems, 2012, 4 (6): 1097-1105.

[147] KU Y C, WEI C-P, HSIAO H W. To whom should I listen? Finding reputable reviewers in opinion-sharing communities [J]. Decision Support Systems, 2012, 53 (3): 534-542.

[148] KUAN K K Y, HUI K L, LAI P P Y. What makes a review voted? An empiricalinvestigation of review voting inonline reviewsystems [J]. Journal of the Association for Information Systems, 2015, 16 (1): 48-71.

[149] LAFFERTY J, MCCALLUM A, PEREIRA F C N. Conditional random fields: Probabilistic models for segmenting and labeling sequence data [C/OL]. Paper presented at the In Proceedings of ICML 2001, San Francisco, 2001. https://dl.acm.org/doi/10.5555/645530.655813.

[150] LAO N, MITCHELL T, COHEN W W. Random Walk Inference and Learning in A Large Scale Knowledge Base [C/OL]. Paper presented at the Conference on Empirical Methods in Natural Language Processing, 2012. https://dl.acm.org/doi/10.5555/2145432.2145494.

[151] LAVINE H. Types of Evidence and Routes to Persuasion: The Unimodel versus Dual-Process Models [J]. Psychological Inquiry, 1999, 10 (2): 141-144.

［152］LECUN Y, BENGIO Y, HINTON G. Deep Learning ［J］. Nature, 2015, 521 (7553): 436-444.

［153］LEE S, CHOEH J Y. Predicting the helpfulness of online reviews using multilayer perceptron neural networks ［J］. Expert Systems with Applications, 2014, 41 (6): 3041-3046.

［154］LEE Y W, STRONG D M, KAHN B K, et al. AIMQ a methodology for information quality assessment ［J］. Information & Management, 2002, 40 (2): 133-146.

［155］LEHMANN J, ISELE R, JAKOB M, et al. DBpedia - A Large-scale, Multilingual Knowledge Base Extracted from Wikipedia ［J］. Semantic Web, 2015, 6 (2): 167-195.

［156］LESER U, HAKENBERG J. What makes a gene name? Named entity recognition in the biomedical literature ［J］. Briefings in Bioinformatics, 2005, 6 (4): 357-369.

［157］LEWANDOWSKY. Knowledge & Expertise ［J］. Handbook of Applied Cognition, 2007: 83-109.

［158］LI F, YU H. An investigation of single-domain and multidomain medication and adverse drug event relation extraction from electronic health record notes using advanced deep learning models ［J］. Journal of the American Medical Informatics Association, 2019 (26): 646-654.

［159］LI H, ZHANG J, WANG J, et al. DUTIR in BioNLP-ST 2016: Utilizing Convolutional Network and Distributed Representation to Extract Complicate Relations ［C/OL］. Paper presented at the Proceeding of the 4th BioNLP Shared Task Workshop, Berlin, Germany, 2016. https://aclanthology.org/W16-3012.pdf.

［160］LI L, WAN J, ZHENG J, et al. Biomedical event extraction based on GRU integrating attention mechanism ［J］. BMC Bioinformatics, 2018, 19 (S9): 177-184.

［161］LI Q, CUI J, GAO Y. The influence of social capital in an online community on online review quality in China ［C/OL］. Paper presented at the 48th Hawaii International Conference on System Sciences., 2015. https://ieeexplore.ieee.org/abstract/document/7069723.

[162] LI Q, LI L, WANG W, et al. A comprehensive exploration of semantic relation extraction via pre-trained CNNs [J]. Knowledge-Based Systems, 2020, 4 (16): 223-226.

[163] LI X, HITT L M. Self-Selection and Information Role of Online Product Reviews [J]. Information Systems Research, 2008, 19 (4): 456-474.

[164] LIN T C, HSU J S C, CHENG H L, et al. Exploring the relationship between receiving and offering online social support: A dual social support model [J]. Information & Management, 2015, 52 (3): 371-383.

[165] LIU B, LIU X, GUO X. The Effects of Participating in Physician-Driven Online Health Community in Managing Chronic Disease: Evidence from Two Natural Experiments [J]. MIS Quarterly, 2020, 44 (1): 39-42.

[166] LIU S, SHEN F, WANG Y, et al. Attention-based Neural Networks for Chemical Protein Relation Extraction [C/OL]. Paper presented at the Proceedings of the BioCreative VI Workshop, CNIO, Bethesda, MD, USA, 2017. https://pubmed.ncbi.nlm.nih.gov/30295724/.

[167] LIU X, SUN M, LI J. Research on gender differences in online health communities [J]. International Journal of Medical Informatics, 2018 (111): 172-181,

[168] LIU X, WANG G, FAN W, et al. Finding Useful Solutions in Online Knowledge Communities: A Theory-Driven Design and Multi-level Analysis [J]. Information Systems Research, 2020, 3(2): 12-19.

[169] LIU X, WANG G A, JOHRI A, et al. Harnessing global expertise: A comparative study of expertise profiling methods for online communities[J]. Information Systems Frontiers, 2012, 16(4): 715-727.

[170] LIU X, ZHANG S, WEI F, et al. Recognizing Named Entities in Tweets[C/OL]. Proceedings of the 49th Annual Meeting of the Association for Computational Linguistics, 2011, 4(3): 359-367. https://aclanthology.org/D11-1141.pdf.

[171] LIU Y, BIAN J, AGICHTEIN E. Predicting Information Seeker Satisfaction in Community Question Answering [C/OL]. Paper presented at the Proceedings of the 31st Annual International ACM SIGIR Conference on Research and Development in Information Retrieval, 2008. https://dl.acm.org/doi/10.

1145/1390334.1390417.

[172] LIU Y, HUANG X, AN A, et al. HelpMeter: A Nonlinear Model for Predicting the Helpfulness of Online Reviews [C/OL]. Paper presented at the Web Intelligence and Intelligent Agent Technology, 2008. https://www.computer.org/csdl/proceedings-article/wi-iat/2008/3496a793/12OmNwMFMmd.

[173] LIU Y, HUANG X, AN A, et al. Modeling and Predicting the Helpfulness of Online Reviews [C/OL]. Paper presented at the 2008 Eighth IEEE International Conference on Data Mining, 2008. https://ieeexplore.ieee.org/abstract/document/4781139.

[174] LIU Z, PARK S. What Makes a Useful Online Review? Implication for Travel Product Websites [J]. Tourism Management, 2015 (47): 140-151.

[175] MOCZYGEMBA LR, ALSHEHRI A. Comprehensive health management pharmacist-delivered model: impact on healthcare utilization and costs [J]. The American Journal of Managed Care, 2019, 25 (11): 554-560.

[176] LUFT H S, GARNICK D W, MARK D H. Does Quality Influence Choice of Hospital? [J]. Journal of The American Medical Association, 1990, 263 (21): 2899-2906.

[177] LUO C, LUO X, SCHATZBERG L, et al. Impact of informational factors on online recommendation credibility: The moderating role of source credibility [J]. Decision Support Systems, 2013 (56): 92-102.

[178] LUO X, ZHOU W, WANG W, et al. Attention-Based Relation Extraction With Bidirectional Gated Recurrent Unit and Highway Network in the Analysis of Geological Data [J]. IEEE Access, 2018 (6): 5705-5715.

[179] LÜ X, GUAN Y, YANG J, et al. Clinical Relation Extraction with Deep Learning [J]. International Journal of Hybrid Information Technology, 2016, 9 (7): 237-248.

[180] LÜ Y, ZHAO G, YU Y. A novel method for adaptive knowledge map construction in the aircraft development [J]. Multimedia Tools and Applications, 2015, 75 (24): 17465-17486.

[181] LÜ C, CHEN B, REN Y, et al. Long short-term memory RNN for biomedical named entity recognition [J]. BMC Bioinformatics, 2017, 18 (1): 462.

[182] MACRAE P. Google Going Where No Search Engine Has Gone Be-

fore: Amit Singhal [EB/OL]. https://www. spacedaily. com/reports/Google_
going_where_no_search_engine_has_gone_before_Amit_Singhal_999.html.

[183] MALIK M S I, HUSSAIN A. An analysis of review content and re-
viewer variables that contribute to review helpfulness [J]. Information Processing
& Management, 2018, 54 (1): 88-104.

[184] MANCHANDA P, PACKARD G, PATTABHIRAMAIAH A. Social
Dollars: The Economic Impact of Customer Participation in a Firm - sponsored
Online Customer Community [J]. Social Science Electronic Publishing, 2015,
34 (3): 367-387.

[185] MANNING C D, RAGHAVAN P, SCHÜTZE H. Introduction to In-
formation Retrieval [M]. London: Cambridge University Press, 2007.

[186] MARTÍNEZ P, MARTÍNEZ J L, SEGURA - BEDMAR I, et al.
Turning user generated health-related content into actionable knowledge through
text analytics services [J]. Computers in Industry, 2016 (78): 43-56.

[187] MCGUINNESS D L, HARMELEN F V. OWL Web Ontology Lan-
guage [J]. Overview, 2004 (63): 121-143.

[188] MCKINNEY V, YOON K, ZAHEDI F M. The Measurement of Web-
Customer Satisfaction: An Expectation and Disconfirmation Approach [J]. Infor-
mation Systems Research, 2002, 13 (3): 296-315.

[189] MENDES P N, MÜHLEISEN H, BIZER C SIEVE. Linked Data
Quality Assessment and Fusion [C/OL]. proceeding of the 2nd International
Workshop on Linked Web Data Management at Extending Database Technology,
2012: 116-123. https://dl.acm.org/doi/10.1145/2320765.2320803.

[190] MILLER G A. WordNet: A Lexical Database for English [J]. Com-
munications of the ACM, 1995, 38 (11): 39-41.

[191] MIN B, GRISHMAN R, WAN L, et al. Distant Supervision for Re-
lation Extraction with an Incomplete Knowledge Base [C/OL]. Proceedings of
NAACL-HLT 2013, 2013: 777-782. https://aclanthology.org/N13-1095.

[192] MINTZ M, BILLS S, SNOW R, et al. Distant supervision for rela-
tion extraction without labeled data [C/OL]. Processings of the Joint Conference
of the Meeting of the Acl & the 4th International Joint Conference on Natural Lan-
guage Processing of the AFNLF, 2009: 1003-1011. https://dl.acm.org/doi/10.

5555/1690219.1690287.

[193] MIRZA P, RAZNIEWSKI S, DARARI F, et al. Enriching Knowledge Bases with Counting Quantifiers [C/OL]. The 17th International Semantic Web Conference (ISWC 2018), 2018. https://dl.acm.org/doi/10.1007/978-3-030-00671-6_11.

[194] MIWA M, SAETRE R, MIYAO Y, et al. Protein-protein interaction extraction by leveraging multiple kernels and parsers [J]. International Journal of Medical Informatics, 2009, 78 (12): e39-46.

[195] MOSADEGHRAD A M. Patient choice of a hospital: implications for health policy and management [J]. International Journal of Health Care Quality Assurance, 2014, 27 (2): 152-164.

[196] MUDAMBI, SCHUFF. What Makes a Helpful Online Review? A Study of Customer Reviews on Amazon. com [J]. MIS Quarterly, 2010, 34 (1): 185-200.

[197] NAMBISAN P. Information seeking and social support in online health communities: impact on patients' perceived empathy [J]. Journal of the American Medical Informatics Association, 2011, 18 (3): 298-304.

[198] NAN H, LIU L, ZHANG J J. Do online reviews affect product sales? The role of reviewer characteristics and temporal effects [J]. Information Technology and Management, 2008, 9 (3): 201-214.

[199] NAVIGLI R, PONZETTO S P. BabelNet: The automatic construction, evaluation and application of a wide-coverage multilingual semantic network [J]. Artificial Intelligence, 2012 (193): 217-250.

[200] NELSON B W H D E. Trust and Sources of Health Information The Impact of the Internet and Its Implications for Health Care Providers: Findings From the First Health Information National Trends Survey [J]. Archives of Internal Medicine, 2005 (165): 2618-2624.

[201] NEWELL A, SIMON H A. Computer science as empirical inquiryaymbols and search [J]. Communications of the ACM, 1976, 19 (3): 113-126.

[202] NGO-YE T L, SINHA A P. The influence of reviewer engagement characteristics on online review helpfulness: A text regression model [J]. Decision Support Systems, 2014 (61): 47-58.

[203] MAHONY M P, SMYTH B. Learning to recommend helpful hotel reviews [C/OL]. Paper presented at the Proceedings of the 2009 ACM Conference on Recommender Systems, New York, USA, October 23–25, 2009. https://dl.acm.org/doi/10.1145/1639714.1639774.

[204] MAHONY M P, SMYTH B. A classification–based review recommender [J]. Knowledge–Based Systems, 2010, 23 (4): 323–329.

[205] OMAR N A, NAZRI M A, ABU N K, et al. Parents Perceived Service Quality, Satisfaction and Trust of a Childcare Centre: Implication on Loyalty [J]. International Review of Business Research Papers, 2009, 5 (5): 299–314.

[206] OTTERBACHER J. "Helpfulness" in Online Communities: A Measure of Message Quality [C/OL]. Paper presented at the Proceedings of the SIGCHI Conference on Human Factors in Computing Systems, 2009. https://dl.acm.org/doi/10.1145/1518701.1518848.

[207] PACCANARO A, HINTON G E. Learning distributed representations of concepts using linear relational embedding [J]. IEEE Transactions on Knowledge and Data Engineering, 2001, 13 (2): 232.

[208] PAN Y, ZHANG J Q. Born Unequal: A Study of the Helpfulness of User–Generated Product Reviews [J]. Journal of Retailing, 2011, 87 (4): 598–612.

[209] PARK H, PARK M S. Cancer information–seeking behaviors and information needs among Korean Americans in the online community [J]. Journal of Community Health, 2014, 39 (2): 213–220.

[210] PARK S, NICOLAU J L. Asymmetric effects of online consumer reviews [J]. Annals of Tourism Research, 2015 (50): 67–83.

[211] PATEL R, TANWANI S. Application of Machine Learning Techniques in Clinical Information Extraction [M]. Amsterdam: Elsevier, 2019.

[212] PENG Y, WEI C H, LU Z. Improving chemical disease relation extraction with rich features and weakly labeled data [J]. Journal of Cheminformatics, 2016 (8): 53.

[213] PETTY R, CACIOPPO J. The Elaboration Likelihood Model Of Persuasion [J]. Advances in Experimental Social Psycholog, 1986, 19 (4): 123–205.

[214] PINGLE A, PIPLAI A, MITTAL S, et al. RelExt: relation extrac-

tion using deep learning approaches for cybersecurity knowledge graph improvement [C/OL]. Paper presented at the Proceedings of the 2019 IEEE/ACM International Conference on Advances in Social Networks Analysis and Mining, 2019. https://ieeexplore.ieee.org/document/9073093.

[215] PISKORSKI J, YANGARBER R. Information Extraction Past, Present and Future [M]. Berlin: Springer, 2013.

[216] PRAJAPATI P, SIVAKUMAR P. Context Dependency Relation Extraction Using Modified Evolutionary Algorithm Based on Web Mining [C/OL]. Paper presented at Technologies in Data Mining and Information Security. Advances in Intelligent Systems and Computing, Singapore, 2019. https://link.springer.com/chapter/10.1007/978-981-13-1498-8_23.

[217] QIU B, ZHAO K, MITRA P, et al. Get Online Support, Feel Better—Sentiment Analysis and Dynamics in an Online Cancer Survivor Community [C/OL]. Paper presented at the IEEE Third International Conference on Privacy, Security, Risk and Trust, 2011. https://ieeexplore.ieee.org/abstract/document/6113125.

[218] QUASCHNING S, PANDELAERE M, VERMEIR I. When consistency matters: the effect of valence consistency on review helpfulness [J]. Journal of Computer-Mediated Communication, 2015, 20 (2): 136-152.

[219] RACHERLA P, FRISKE W. Perceived Usefulness of Online Consumer Reviews: An Exploratory Investigation across Three Services Categories [J]. Electronic Commerce Research and Applications, 2012, 11 (6): 548-559.

[220] RAGHUNATHAN S. Impact of information quality and decision-maker quality on decision quality a theoretical model and simulation analysis [J]. Decision Support Systems, 1999 (26): 275-286.

[221] RODRIGUES R G, DAS DORES R M, CAMILO-JUNIOR C G, et al. SentiHealth-Cancer: A sentiment analysis tool to help detecting mood of patients in online social networks [J]. International Journal of Medical Informatics, 2016, 85 (1): 80-95.

[222] SALEHAN M, DAN J K. Predicting the Performance of Online Consumer Reviews: A Sentiment Mining Approach to Big Data Analytics [J]. Decision Support Systems, 2015, 81 (3): 30-40.

[223] SALEHAN M, KIM D J. Predicting the performance of online consumer reviews: a sentiment mining approach to big data analytics [J]. Decision Support Systems, 2016 (81): 30-40.

[224] SANTOS C N D, XIANG B, ZHOU B. Classifying Relations by Ranking with Convolutional Neural Networks [C/OL]. Proceedings of the 53rd Annual Meeting ofthe Association for Computational Linguistics and the 7th International Joint Conference on Natural Language Processing, 2015: 626 – 634. https://aclanthology.org/P15-1061/.

[225] SARKER S, VALACICH J S. An Alternative to Methodological Individualism: A Non – Reductionist Approach to Studying Technology Adoption by Groups [J]. MIS Quarterly, 2010, 34 (4): 779-808.

[226] SCHEWABE G, PRESTIPIN M. How Tourism Communities Can Change Travel Information Quality [C/OL]. Paper presented at the in Proceeding of the Thirteenth European Conference on Information Systems, Regensburg, Germmany, 2005. https://aisel.aisnet.org/cgi/viewcontent.cgi? article = 1147& context = ecis2005.

[227] SHAH C, POMERANTZ J. Evaluating and Predicting Answer Quality in Community QA [C/OL]. Paper presented at the Proceeding of the 33rd international ACM SIGIR conference on Research and Development in Information Retrieval. ACM, 2010. https://dl.acm.org/doi/abs/10.1145/1835449.1835518.

[228] SHEN X L, CHEUNG C M K, LEE M K O. What leads students to adopt information from Wikipedia? An empirical investigation into the role of trust and information usefulness [J]. British Journal of Educational Technology, 2013, 44 (3): 502-517.

[229] SHI J, DU W, XU W. Identifying Impact Factors of Question Quality in Online Health Q&A Communitie: an Empirical Analysis on MedHelp [C/OL]. Paper presented at the Proceedings at the 20 th Pacific Asia Conference on Information Systems, 2018. https://aisel.aisnet.org/pacis2018/173/.

[230] SIERING M, MUNTERMANN J. What drives the helpfulness of online product reviews? From stars to facts and emotions [C/OL]. Paper presented at the 11th International Conference on Wirtschaftsinformatik, Leipzig, 2013. https://aisel.aisnet.org/cgi/viewcontent.cgi? article = 1006&context = wi2013.

[231] SINGH J P, IRANI S, RANA N P, et al. Predicting the "helpfulness" of online consumer reviews [J]. Journal of Business Research, 2017 (70): 346-355.

[232] SNOW R, JURAFSKY D, NG A Y. Learning syntactic patterns for automatic hypernym discovery [C/OL]. Proceedings of the Neural Information Processing Systems, 2004 (17): 1297-1304. https://dl.acm.org/doi/10.5555/2976040.2976203.

[233] SOCHER R, CHEN D, MANNING C D, et al. Reasoning With Neural Tensor Networks for Knowledge Base Completion [C/OL]. Paper presented at the International Conference on Neural Information Processing Systems, 2013. https://dl.acm.org/doi/10.5555/2999611.2999715.

[234] SOCHER R, HUVAL B, MANNING C D, et al. Semantic Compositionality through Recursive Matrix-Vector Spaces [C/OL]. Paper presented at the Proceedings of the 2012 Joint Conference on Empirical Methods in Natural Language Processing and Computational Natural Language Learning, Jeju Island, Korea, 2012. https://aclanthology.org/D12-1110/.

[235] SONG M, KIM W C, LEE D, et al. PKDE4J: Entity and relation extraction for public knowledge discovery [J]. Journal of Biomedical Informatics, 2015 (57): 320-332.

[236] SOUSA D, COUTO F M. BiOnt: Deep Learning using Multiple Biomedical Ontologies for Relation Extraction [J]. arXiv, 2020, 4 (1): 07139.

[237] SPEER R, HAVASI C. Representing General Relational Knowledge in ConceptNet [J]. LERC, 2017, 3 (1): 3679-3686.

[238] SUCHANEK F M, ABITEBOUL S, SENELLART P. PARIS: Probabilistic Alignment of Relations, Instances, and Schema [C/OL]. 38th International Conference on Very Large Databases, 2012. https://dl.acm.org/doi/10.14778/2078331.2078332.

[239] SUCHANEK F M, KASNECI G, WEIKUM G. YAGO: A Core of Semantic Knowledge Unifying WordNet and Wikipedia [C/OL]. International Conference on World Wide Web, 2007. https://dl.acm.org/doi/10.1145/1242572.1242667.

[240] SUN Z, HU W, LI C. Cross-Lingual Entity Alignment via Joint At-

tribute-Preserving Embedding [C/OL]. Proceedings of the 16th International Semantic Web Conference, October 2017. https://link. springer. com/chapter/ 10.1007/978-3-319-68288-4_37.

[241] SUNDERMEYER M, NEY H, SCHLUTER R. From Feedforward to Recurrent LSTM Neural Networks for Language Modeling [J]. IEEE/ACM Transactions on Audio, Speech, and Language Processing, 2015, 23 (3): 517-529.

[242] SUSSMAN S W, SIEGAL W S. Informational Influence in Organizations: An Integrated Approach to Knowledge Adoption [J]. Information Systems Research, 2003, 14 (1): 47-65.

[243] TANG Y, YANG J, SANANG P, et al. Detecting adverse drug reactions in discharge summaries of electronic medical records using Readpeer [J]. International Journal of Medical Informatics, 2019 (128): 62-70.

[244] ULLAH R, ZEB A, KIM W. The impact of emotions on the helpfulness of movie reviews [J]. Journal of Applied Research and Technology, 2015, 13 (3): 359-363.

[245] UYAR A, ALIYU F M. Evaluating search features of Google Knowledge Graph and Bing Satori [J]. Online Information Review, 2015, 39 (2): 197-213.

[246] UZUNER O, MAILOA J, RYAN R, et al. Semantic relations for problem-oriented medical records [J]. Artificial Intelligence in Medicine, 2010, 50 (2): 63-73.

[247] UZUNER O, SOUTH B R, SHEN S, et al. 2010 i2b2/VA challenge on concepts, assertions, and relations in clinical text [J]. Journal of the American Medical Informatics Association, 2011, 18 (5): 552-556.

[248] VANDAM C, KANTHAWALA S, PRATT W, et al. Detecting clinically related content in online patient posts [J]. Journal of Biomedical Informatics, 2017 (75): 96-106.

[249] WALLS J G, WIDMEYER G R, SAWY O A E. Building an Information System Design Theory for Vigilant EIS [J]. Information Systems Research, 1992, 3 (1): 36-59.

[250] WANG B, LIU B, SUN C, et al. Extracting Chinese Question-Answer Pairs from Online Forums [C/OL]. Paper presented at the Proceedings of

2009 IEEE International Conference on Systems, San Antonio, TX, USA, 2009. https://ieeexplore.ieee.org/document/5345956.

[251] WANG G, JUNG K, WINNENBURG R, et al. A method for systematic discovery of adverse drug events from clinical notes [J]. Journal of the American Medical Informatics Association, 2015, 22 (6): 1196-1204.

[252] WANG G A, JIAO J, ABRAHAMS A S, et al. ExpertRank: A topic-aware expert finding algorithm for online knowledge communities [J]. Decision Support Systems, 2013, 54 (3): 1442-1451.

[253] WANG G A, LIU X, FAN W. A knowledge adoption model based framework for finding helpful user-generated contents in online communities [C/OL]. Paper presented at the International Conference on Neural Information Processing Systems, 2011. https://aisel.aisnet.org/icis2011/proceedings/knowledge/15/.

[254] WANG H, ZHAO Y, JIANG W, et al. The Impact of Electronic Word-of-mouth: The Adoption of Online Reviews in Online Communities [J]. International Journal of Advancements in Computing Technology, 2012, 4 (21): 175-186.

[255] WANG J N, CHIU Y L, YU H, et al. Understanding a Nonlinear Causal Relationship Between Rewards and Physicians' Contributions in Online Health Care Communities: Longitudinal Study [J]. Journal of Medical Internet Research, 2017, 19 (12): e427.

[256] WANG L, DEL FIOL G, BRAY B E, et al. Generating disease-pertinent treatment vocabularies from MEDLINE citations [J]. Journal of Biomedical Informatics, 2017 (65): 46-57.

[257] WANG R Y, STRONG D M. Beyond Accuracy : What Data Quality Means to Data Consumers [J]. Journal of Management Information Systems, 1996, 12 (4): 5-33.

[258] WANG Y, WANG L, RASTEGAR-MOJARAD M, et al. Clinical information extraction applications: A literature review [J]. Journal of Biomedical Informatics, 2018 (77): 34-49.

[259] WANG Z, HUANG J, LI H, et al. Probase a Universal Knowledge Base for Semantic Search [J]. Microsoft Research Asia, 2010.

[260] WASKO M M, FARAJ S. Why Should I Share? Examining Social Capital and Knowledge Contribution in Electronic Networks of Practice [J]. MIS Quarterly, 2005, 29 (1): 35-57.

[261] WEIMER M, GUREVYCH I, MÜHLHÄUSER M. Automatically Assessing the Post Quality in Online Discussions on Software [C/OL]. Paper presented at the Proceedings of the 45th Annual Meeting of the ACL on Interactive Poster and Demonstration Sessions, USA, 2007. https://dl. acm. org/doi/10. 5555/1557769.1557806.

[262] WILLEMSEN L M, NEIJENS P C, BRONNER F, et al. "Highly recommended" The content characteristics and perceived usefulness of online consumer reviews [J]. Journal of Computer-Mediated Communication, 2011, 3 (2): 19-38.

[263] WIXOM B H, TODD P A. A Theoretical Integration of User Satisfaction and Technology Acceptance [J]. Information Systems Research, 2005, 16 (1): 85-102.

[264] WONG W, LIU W, BENNAMOUN M. Ontology Learning from Text: A Look Back and into the Future [J]. ACM Computing Surveys, 2012, 44 (4): 1-36.

[265] WU F, WELD D S. Autonomously semantifying wikipedia [C/OL]. Paper presented at the Proceedings of the sixteenth ACM conference on Conference on information and knowledge management - CIKM '07, 2007. https://dl. acm.org/doi/10.1145/1321440.1321449.

[266] WU H, LU N. How your colleagues' reputation impact your patients' odds of posting experiences: Evidence from an online health community [J]. Electronic Commerce Research and Applications, 2016 (16): 7-17.

[267] WU H, LU N. Service provision, pricing, and patient satisfaction in online health communities [J]. International Journal of Medical Informatics, 2018 (110): 77-89.

[268] WU P F. In search of negativity bias: an empirical study of perceived helpfulness of online reviews [J]. Psychology & Marketing, 2013, 30 (11): 971-984.

[269] WU W, LI H, WANG H, et al. Probase: A probabilistic taxonomy

for text understanding［C/OL］. Paper presented at the Proceedings of the 2012 ACM SIGMOID international conference on Management of Data, 2012. https://dl.acm.org/doi/10.1145/2213836.2213891.

［270］XIAO N, SHARMAN R, RAO H R, et al. Factors influencing online health information search: An empirical analysis of a national cancer-related survey［J］. Decision Support Systems, 2014 (57): 417-427.

［271］XU B, YONG X, LIANG J, et al. CN-DBpedia: A Never-Ending Chinese Knowledge Extraction System［C/OL］. 30th International Conference on Industrial Engineering and Other Applications of Applied Intelligent Systems, IEA/AIE 2017, Arras, France, 2017. https://link. springer. com/chapter/10. 1007/978-3-319-60045-1_44.

［272］YANG H, YANG C C. Using Health Consumer Contributed Data to Detect Adverse Drug Reactions by Association Mining with Temporal Analysis ［J］. ACM Transactions on Intelligent Systems and Technology, 2015, 6 (4): 1-30.

［273］YANG J, KIM E, HUR M, et al. Knowledge extraction and visualization of digital design process［J］. Expert Systems with Applications, 2018 (92): 206-215.

［274］YANG Y, PEDERSEN J O. A Comparative Study on Feature Selection in Text Categorization［C/OL］. Paper presented at the Proceedings of the Fourteenth International Conference on Machine Learning - ICML '97, Nashville, Tennessee, USA, 1997. https://dl. acm. org/doi/10. 5555/645526. 657137.

［275］YIN D, BOND S, ZHANG H. Anxious or Angry? Effects of Discrete Emotions on the Perceived Helpfulness of Online Reviews［J］. MIS Quarterly, 2014, 38 (2): 539-560.

［276］YIN D, MITRA S, ZHANG H. Research note—when do consumers value positive vs. negative reviews? An empirical investigation of confirmation bias in online word of mouth［J］. Information System Research, 2016, 27 (1): 131-144.

［277］YIN G. Which kindof online reviews do consumers consider more useful: based on social factor perspective［J］. Manage World, 2012 (12): 115-124.

［278］YIN G, LIU W, ZHU S. What makes a helpful online review? The perspective of information adoption and social network ［J］. Library and Information Service, 2012, 56（16）: 140-147.

［279］YIN G, WEI L, XU W, et al. Exploring heuristic cues for consumer perceptions of online reviews helpfulness: the case of Yelp. com ［C/OL］. Paper presented at the Proceedings of the 18th Pacific Asia Conference on Information Systems, Chengdu, 2014. https://aisel.aisnet.org/pacis2014/52/.

［280］YIN G, ZHANG Q, LI Y. Effects of emotional valence and arousal on consumer perceptions of online review helpfulness ［C/OL］. Paper presented at the Proceedings of the 20th Americas Conference on Information Systems, Savannah, 2014. https://aisel.aisnet.org/amcis2014/Posters/SocialComputing/6/.

［281］YIP W, WANG H. Determinants of patient choice of medical provider: a case study in rural China ［J］. Health Policy and Planning, 1998, 13（3）: 311-322.

［282］YU T, LI J, YU Q, et al. Knowledge graph for TCM health preservation: Design, construction, and applications ［J］. Artifical Intelligence in Medicine, 2017（77）: 48-52.

［283］YU X, LIU Y, HUANG X, et al. Mining Online Reviews for Predicting Sales Performance: A Case Study in the Movie Domain ［J］. IEEE Transactions on Knowledge & Data Engineering, 2012, 24（4）: 720-734.

［284］ZELENKO D, AONE C, RICHARDELLA A. Kernel Methods for Relation Extraction ［J］. Journal of Machine Learning Research, 2003（3）: 1083-1106.

［285］ZENG D, LIU K, CHEN Y, et al. Distant Supervision for Relation Extraction via Piecewise Convolutional Neural Networks ［C/OL］. Proceedings of the 2015 Conference on Empirical Methods in Natural Language Processing, 2015, 4（3）: 1753-1762. https://aclanthology.org/D15-1203/.

［286］ZENG D, LIU K, LAI S, et al. Relation Classification via Convolutional Deep Neural Network ［C/OL］. Proceedings of the 25th International Conference on Computational Linguistics, 2014: 2335-2344. https://aclanthology.org/C14-1220/.

［287］ZHANG D, WANG D. Relation Classification via Recurrent Neural

Network [J]. Computer Science, 2015, 5 (4): 1508.

[288] ZHANG M, ZHANG J, SU J. Exploring Syntactic Features for Relation Extraction using a Convolution Tree Kernel [C/OL]. Proceedings of the main conference on Human Language Technology Conference of the North American Chapter of the Association of Computational Linguistics, 2006: 288-295. https://dl.acm.org/doi/abs/10.3115/1220835.1220872.

[289] ZHANG S, GRAVE E, SKLAR E, et al. Longitudinal analysis of discussion topics in an online breast cancer community using convolutional neural networks [J]. Journal of Biomedical Informatics, 2017 (69): 1-9.

[290] ZHANG Y, LI, X, FAN W. User Adoption of Physicians' Replies in An Online Health Community: An Empirical Study [J]. Journal of the American Society for Information Science and Technology (JASIST): 2020, 71 (10): 1179-1191.

[291] ZHAO Z, YANG Z, LUO L, et al. Disease named entity recognition from biomedical literature using a novel convolutional neural network [J]. BMC Med Genomics, 2017 (10): 75-83.

[292] ZHENG W, LIN H, ZHAO Z, et al. A graph kernel based on context vectors for extracting drug-drug interactions [J]. Journal of Biomedical Informatics, 2016 (61): 34-43.

[293] ZHOU G, SU J, ZHANG J, et al. Exploring Various Knowledge in Relation Extraction [C/OL]. Proceedings of the 43rd Annual Meeting on Association for Computational Linguistics, 2005: 427-434. https://dl.acm.org/doi/10.3115/1219840.1219893.

[294] ZHOU G, ZHANG M, JI D H, et al. Tree Kernel-based Relation Extraction with Context-Sensitive Structured Parse Tree Information [C/OL]. Proceedings ofthe 2007 Joint Conference on Empirical Methods in Natural Language Processing and Computational Natural Language Learning, 2007: 728-736. https://aclanthology.org/D07-1076/.

[295] ZHOU P, SHI W, TIAN J, et al. Attention-Based Bidirectional Long Short-Term Memory Networks for Relation Classification [C/OL]. Paper presented at the Proceedings of the 54th Annual Meeting of the Association for Computational Linguistics, Berlin, Germany, 2016. https://aclanthology.org/

P16-2034/.

[296] ZHOU S, GUO B. The interactive effect of review rating and text sentiment on review helpfulness [J]. E - commerce and Web Technologies, 2015, 5 (31): 100-111.

[297] ZHOU S, GUO B. The order effect on online review helpfulness: A social influence perspective [J]. Decision Support Systems, 2017 (93): 77-87.

[298] ZHU H, XIE R, LIU Z, et al. Iterative Entity Alignment via Knowledge Embeddings [C/OL]. International Joint Conference on Artificial Intelligence, 2017. https://dl.acm.org/doi/abs/10.5555/3171837.3171881.

[299] ZHU L, YIN G, HE W. Is This Opinion Leader's Review Useful? Peripheral Cues for Online Review Helpfulness [J]. Journal of Electronic Commerce Researc, 2014, 15 (4): 267.

[300] ZHU Z, VARADARAJAN B. Utility scoring of product reviews [C/OL]. Paper presented at the Acm International Conference on Information & Knowledge Management, ACM, 2006. https://dl. acm. org/doi/10. 1145/1183614.1183626.

[301] ZHUANG Y, LI G, ZHONG Z, et al. Hike: A Hybrid Human-Machine Method for Entity Alignment in Large-Scale Knowledge Bases [C/OL]. Paper presented at the Proceedings of the 2017 ACM on Conference on Information and Knowledge Management, 2017. https://dl.acm. org/doi/abs/10.1145/3132847.3132912.

附录

附录 A1　知识抽取前的变量相关性计算过程

问题和答案的余弦相似度使用向量空间模型的 TF-IDF 模型进行问题和回复语句的文本相似度计算，公式如下：

$$词频（TF）= \frac{同一回复中该词出现的次数}{所有回复中单词出现的总次数}$$

$$逆文档频率（IDF）= \log\left(\frac{语料中总的回复数量}{包含该词的回复数量 + 1}\right)$$

TFIDF 权重计算方法：

T_i 项中的第 k 个特征对应的 TFIDF 是：

$$w_{ik} = TF_{ik} * IDF_{ik}$$

用户的 T_i 个问题和医生的 T_j 回复的特征向量分别为 V_{ti} 和 V_{tj}，$V_{ti} = (w_{i1}, w_{i2}, \cdots, w_{in})$，$V_{tj} = (w_{j1}, w_{j2}, \cdots, w_{jn})$，$V_{ti}$ 和 V_{tj} 之间的空间角为 θ，它们之间对应的特征向量的余弦相似度计算公式为：

$$\cos\theta = \text{Cosine\_ VSM\_ Sim}（T_i, T_j）= \frac{\sum_{k=1}^{n} w_{ik} * w_{jk}}{\sqrt{\sum_{k=1}^{n} w_{ik}^2 \sum_{k=1}^{n} w_{jk}^2}}$$

当前回复相对于同一线程中其他回复的质心：通过当前回复相对于整个线程中 VSM 模型的特征值的 tidif 向量求和。整个线程的向量空间模型有

答复 1、答复 2、…、答复 n，向量空间模型矩阵为 $\begin{bmatrix} V_{t1} \\ V_{t2} \\ \cdots \\ V_{tn} \end{bmatrix}$，当前回复 V_{tk} 的

质心计算公式为：

$$\text{Centroid}_{Vtk} = \sum_{i=1}^{n} TF * IDF$$

问题类别和回复类别的一致性度量：确定问题和答案是否与疾病诊断或健康管理相关。主题模型 LDA（潜在 Dirichlet 分配）用于训练问答语料的 z 个主题，然后在每个主题 z 和每个文档 d（这里即医生的回复）估计文档-主题模型的相关性 R（z，d），以及在每个文档 d 和每个用户问题 u 之间的用户问题和文档关联 A（d，u），用户 u 的问答信息对应的主题 K_{lda} 计算公式如下：

$$K_{lda}(z, u) = \sum_{d} R_{lda}(z, d)A(d, u)$$

在提取两个主题时，发现这两个主题恰好是疾病诊断和健康管理。

主题 1（与疾病诊断有关）：分析，状况，指导，意见，建议，检查，治疗，感染，消毒，化学疗法，疾病，手术……

主题 2（与健康管理有关）：指导，状况，分析，见解，饮食，食物，建议，饮食，药物，中药，功效，药丸……

在主题 1 即疾病诊断的基础上，通过添加症状、疾病字典和高频词来分析患者是否询问疾病诊断，在主题 2 即健康管理的基础上，通过添加疾病、药物、食物词典和健康管理高频词来分析患者是否询问健康管理问题，从而将患者问题分为疾病诊断和健康管理，同时将医生的答案分为疾病诊断和健康管理。最后判断用户问题和医生回复的一致性。

附录 A2　知识抽取后的变量相关性计算过程

问题和答案的余弦相似度使用 Word2Vec 模型进行词向量的训练，最终问题和回复语句以句子中词的 tf－idf 为权重，并对句子中所有词的 Word2Vec 词嵌入向量加权平均，获得句子嵌入，然后利用余弦相似度进行如下计算：

$$\cos\theta = \text{Cosine\_VSM\_Sim}(T_i, T_j) = \frac{\sum_{k=1}^{n} w_{ik} * w_{jk}}{\sqrt{\sum_{k=1}^{n} w_{ik}^2 \sum_{k=1}^{n} w_{jk}^2}}$$

当前回复相对于同一线程中其他回复的质心的计算公式同附录 A1。

问题类别和回复类别的一致性度量通过第三章和第四章的知识抽取获得疾病诊断（包含疾病百科的关系）知识库，通过添加症状、疾病字典和高频词来分析患者是否询问疾病诊断；通过知识抽取获取的疾病用药管理的知识库，并结合疾病、药物、食物词典和健康管理高频词来分析患者是否询问健康管理问题，将患者问题分为疾病诊断和健康管理，同时将医生的答案分为疾病诊断和健康管理。最后判断用户问题和医生回复的一致性。

附录 B 变量的主客观性计算

为了获得答复中的主观句子比例（R_o）和客观句子比例（R_s），首先需要确定主观句子和客观句子。本书基于前人研究（金家华，2016），使用以下算法（附表1）识别主客观性。EP 是一组模式，每个模式表示两种词性。如果单词的词性组合包含在 EP 中，则单词被归类为主观表达。函数 Degree 用于计算单词的主观程度。阈值 threshold 设置为 0.12。

附表 1 主客观句子识别和统计算法

Input：R（reply content），EP（extracted pattern），threshold
Output：R_s（Ratio of subjective sentences），R_o（ratio of objective sentences）
1. S ←turn R into set of sentences by Chinese sentence punctuation. 2. set R_s = 0 and R_o = 0 ←initializing R_s and R_o. 3. **for all** s ∈S **do** 4.　　2Words ←turn S into a set of two consecutive words based on 2-pos model 5.　　set sub_ score = 0 ←represent the subjective score of a sentence 6.　　**for all** w ∈2words **do** 7.　　　　**for all** pattern ∈EP **do** 8.　　　　　　if pattern of w equal to pattern **then** 9.　　　　　　　　sub_ score = sub_ score + degree（w） 10.　　　　　　**end if** 11.　　　　**end for** 12.　　**end for** 13.　　if sub_ score > threshold **then** 14.　　　　R_s = R_s+1/｜｜S｜｜ 15.　　**else then** 16.　　　　R_o = R_o+1/｜｜S｜｜ 17.　　**end if** 18. **end for** 19. return R_s，R_o

附录 C　笔者的研究成果

一、近期已发表的学术论文

［1］YANLI ZHANG, XINMIAO LI, YU YANG, et al. Disease- and Drug -Related Knowledge Extraction for Health Management from Online Health Communities Based on BERT-BiGRU-ATT［J］. International Journal of Environmental Research and Public Health, 2022, 19（24）: 16590（SSCI 一区）

［2］SHUFANG YANG, LIN HUANG, YANLI ZHANG, et al. Unraveling the links between active and passive social media usage and seniors' loneliness: a field study in aging care communities［J］. Internet Research, 2021, 31（6）: 2167-2189（SSCI 一区）

［3］YANLI ZHANG, XINMIAO LI, ZHE ZHANG. Disease-pertinent Knowledge Extraction in Online Health Communities Using GRU Based on a Double Attention Mechanism［J］. IEEE Access, 2020, 8（1）: 95947-95955（SCI 一区）

［4］YANLI ZHANG, XINMIAO LI, WEIGUO FAN. User Adoption of Physician's Replies in an Online Health Community: An Empirical Study［J］. Journal of the Association for Information Science and Technology, 2020, 71（10）: 1179-1191（SSCI 一区，信息管理与信息系统顶刊）

二、主持及参与的科研项目

［1］2022 年主持河南省科技厅软科学项目"全球贸易新形势下河南省制造业转型升级路径与对策研究"（项目编号：222400410566），目前在结题中。

［2］2021 年主持教育部人文社会科学研究青年基金项目"法制改革、诉讼风险与 IPO 信息披露质量：基于新《证券法》的准自然实验研究"（项目编号：21YJC630096），目前在研。

［3］2018 年主持博士生创新基金项目"在线医患问答社区的知识抽取和信息采纳研究"（项目编号：SHUFE, CXJJ-2018-396），已结项。

[4] 2018 年参与上海财经大学青年教师研究项目"基于深度学习的金融文本关系抽取研究"（项目编号：SHUFE，2018110115），已结项。

[5] 从 2016 年 10 月至今，参与国家自然科学基金委员会"大数据驱动的管理与决策研究"重大研究计划重点项目"大数据驱动的全景式个性化心血管健康管理研究"（项目编号：91646205），目前在结项。笔者主要负责其中的子模块建设：基于社交媒体的心血管健康知识挖掘及偏差识别；笔者并且以此为基础研究在线健康社区中的知识抽取和用户行为。

后记

　　在本书付梓之际，笔者心中有无限感慨。回想这四年在上海财经大学的学习时光，情景一一浮现眼前，更多的是不舍。四年，将近1 500个日日夜夜，很多时候笔者都在实验室研读论文，或调试程序，记不清有多少个辗转反侧的夜晚，在梦中笔者都在"撰写"和"修改"本书。上海的春天很美，但在本书的撰写过程中，窗外再美好的景致也无法令笔者心动。回想起这个过程，除了感觉艰辛，更多的是收获的喜悦。有人说，在做研究的过程中，你被"虐得越惨"，你的内心就会变得越强大。是的，在这个过程中，笔者从不知道如何高效检索文献，以及看不懂英文文献，到能高效检索并熟练阅读，笔者觉得自己成长蜕变了，从一个科研"小白"顺利地过渡到能完成一部学术专著的撰写。更重要的是，这个过程使笔者掌握了某个领域的某些专业知识，并结识了众多科研"牛人"，学会了科研合作，培养了挑战未知领域的信心。这个"痛并快乐着"的过程，除了自己坚持不懈之外，更多的是来自师长的指导、同学的鼓励、家人的陪伴。在这里，向他们致以诚挚的感谢！

　　首先，感谢笔者的博士生导师李欣苗教授。李老师学识渊博，思维敏捷，见解独特，引领笔者开启了学术研究之路。李老师不仅在科研知识层面拓展笔者的思维，更是在日常生活中给予了笔者许多关怀和帮助。在论文选题时，李老师向笔者推荐了许多专家学者，他们提出了不少中肯的意见，使笔者少走了很多科研弯路。从开题到论文完成的整个过程，李老师都在不断提点指导笔者，最终使笔者顺利完成了论文写作。笔者的每一点进步都离不开李老师的精心指导和无私帮助，在此向李老师表达由衷的感谢！

　　感谢笔者的合作导师、美国爱荷华（艾奥瓦）大学的樊卫国教授。樊老师在博士生的 Seminar（研讨）课上让笔者了解了前沿的研究方向以及研究方法；在论文撰写中给了笔者不少中肯的意见和提点帮助，推荐给笔者不少经典文献，并对笔者的论文模型提出了修改意见，细心地指导笔者进行论文的撰写和修改。樊老师开阔的眼界和丰富的学术经验，使笔者有信心渡过每一个研究难关。

感谢上海交通大学的张朋柱老师、朱其立老师，以及张威强、苗富等同学，参加你们的讨论会以及每年的学术交流会，使笔者能够了解最新的研究动态，开阔了眼界和思维，促进了笔者成长和进步。

感谢李欣苗老师科研团队的杨煜、张哲、边敬云、刘希鹏、唐英杰、曹静雨、苏礼珏、赵佳妮、卓金武等同学，在讨论会上与你们讨论，给了笔者不少新的思路和方向，你们的意见和建议也使笔者的论文更加完善。

感谢上海财经大学提供的研究平台，感谢信息管理学院提供的温馨科研氛围，感谢周燕老师、吴珍华老师、武一佼老师等对笔者的热情关怀；特别感谢信息管理学院学术讨论班的韩冬梅老师、肖升生老师、李艳红老师、方慧老师、涂文婷老师、韩潇老师、郝晓玲老师、王英林老师、韩松乔老师、崔万云老师、张涛老师、于长锐老师、曾庆丰老师、郑大庆老师、贺江宁老师等，恕笔者不能一一列举。感谢你们的指导，使笔者视野更加开阔；与你们的交流，使笔者思路不断出新。

感谢陈群、王重仁、罗素媛、佘杰等师兄师姐，张建章、谢天、黄林、陈大峰、钟少君、王涛、陈可、李燕、葛志鹏、宋泽元等同班同学，以及张岚岚、邓志娟、弓晓敏、盛真真、黄小红、刘江伟、刘阳、翟梦凡、郭倩、王雨、王宁、张帆等师弟师妹，谢谢你们对笔者的研究提出那么多宝贵的意见和建议。

最后要感谢笔者的家人：父母给笔者心理上的支持，公公、婆婆帮着照顾孩子，爱人的理解和对家庭任劳任怨的付出，还有懂事的女儿和可爱的儿子的理解。你们的陪伴和支持，使笔者的生活变得活泼、生动、快乐起来。谢谢你们对笔者的理解、对家庭的付出，你们的支持是笔者勇往直前的不竭动力！

张艳丽

2023 年 9 月